美肌・ダイエット・胃腸活

“きれい”に効く インナークレンジング食事術

国際中医薬膳師　料理研究家
坂井美穂

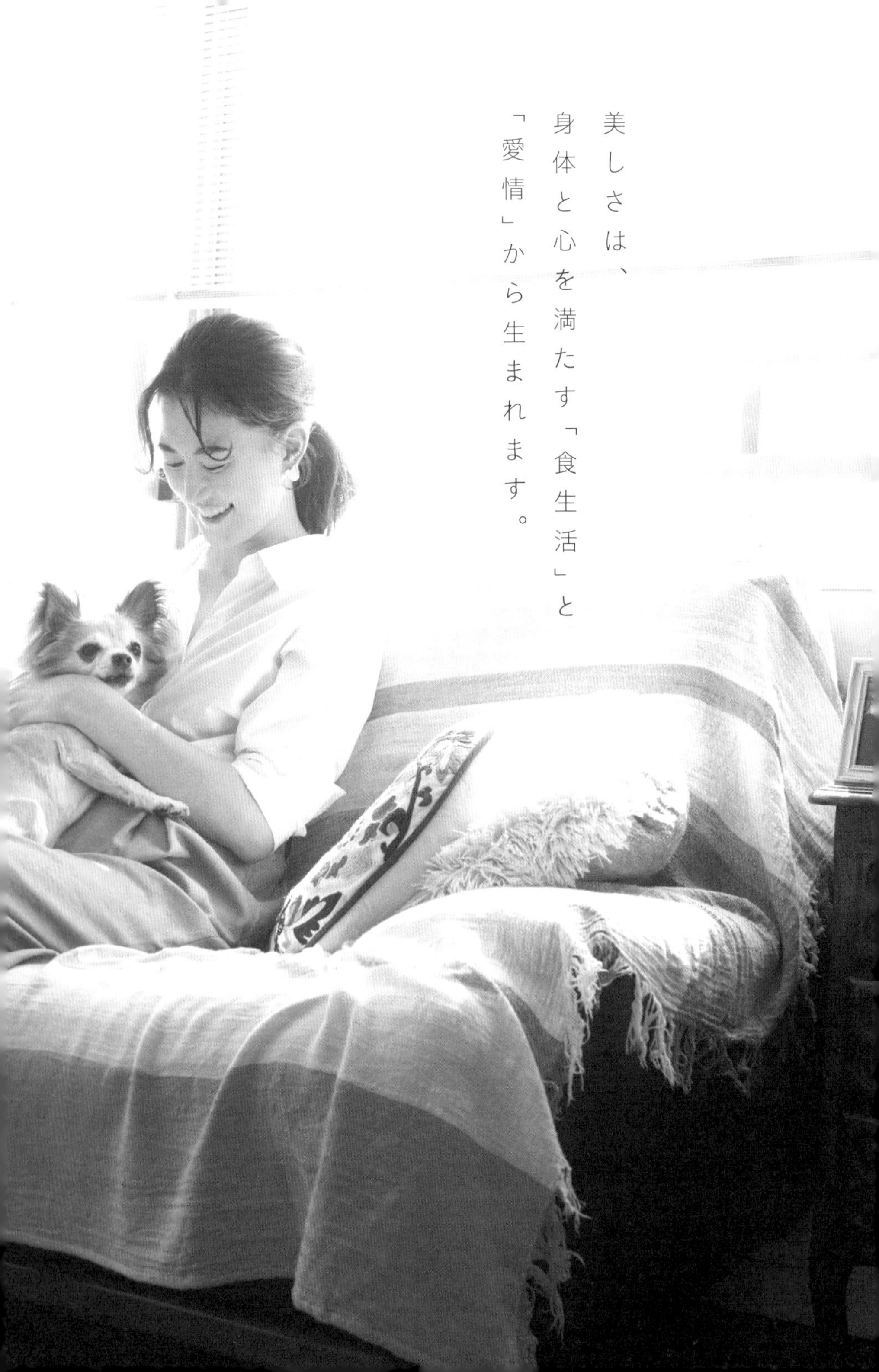

美しさは、
身体と心を満たす「食生活」と
「愛情」から生まれます。

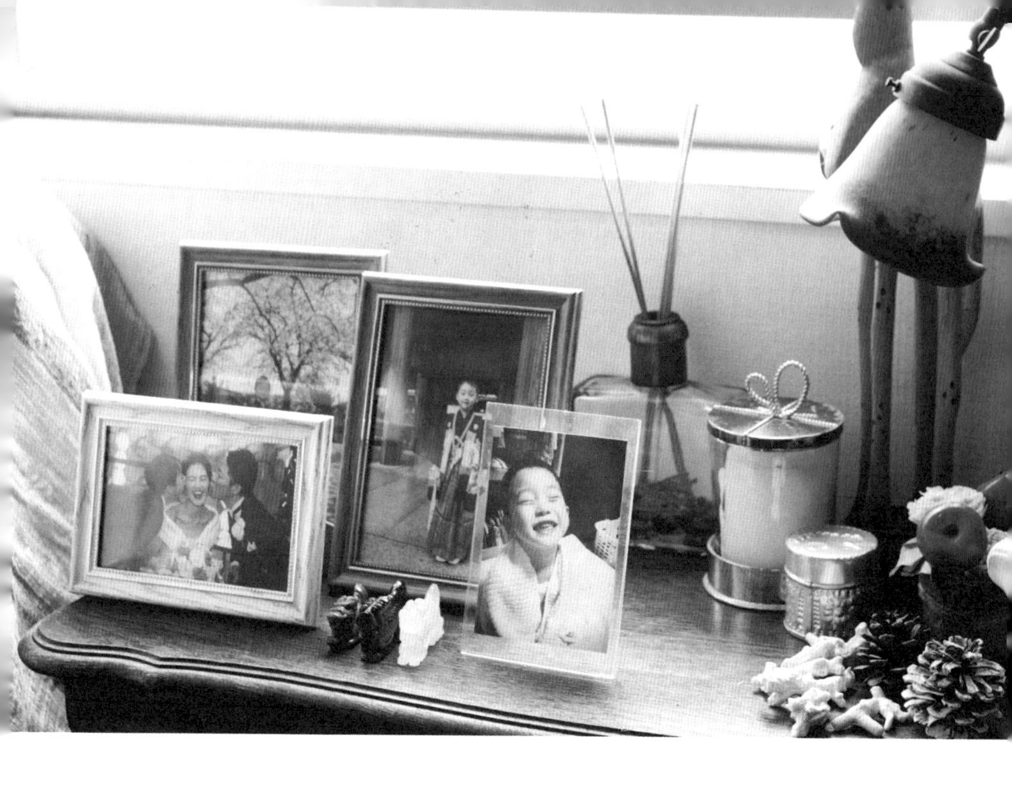

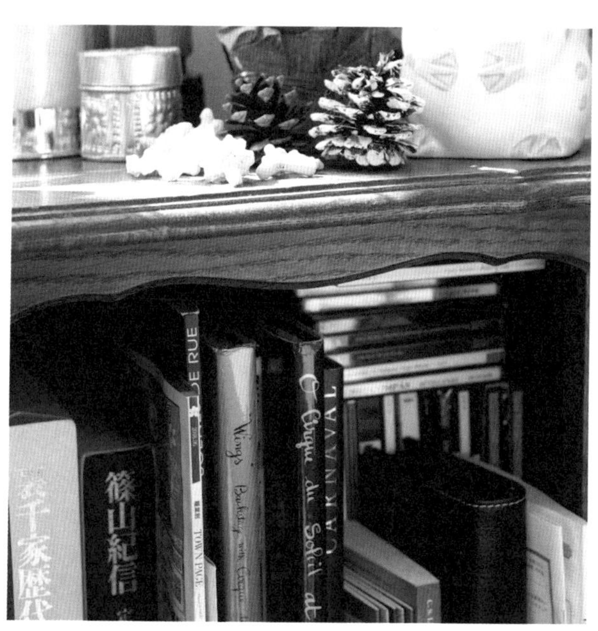

玄関やリビングにはいつも花を飾る。パリで買った棚にはランプと家族の写真を。愛犬は15歳の小太郎。いつも、大切なものに囲まれて。

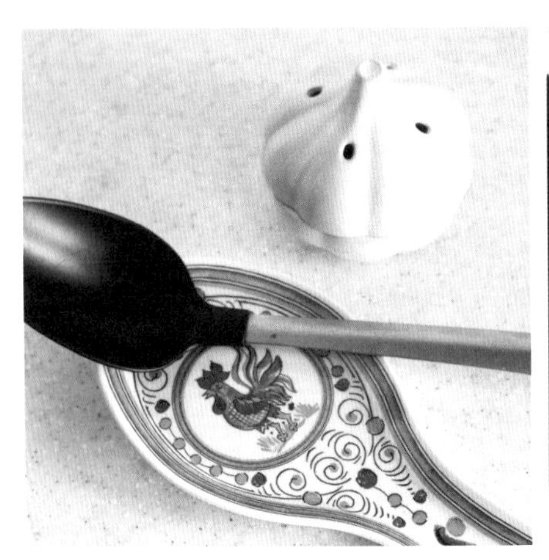
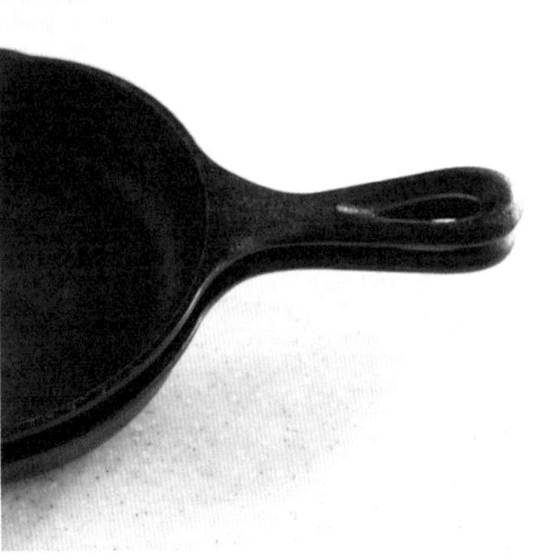
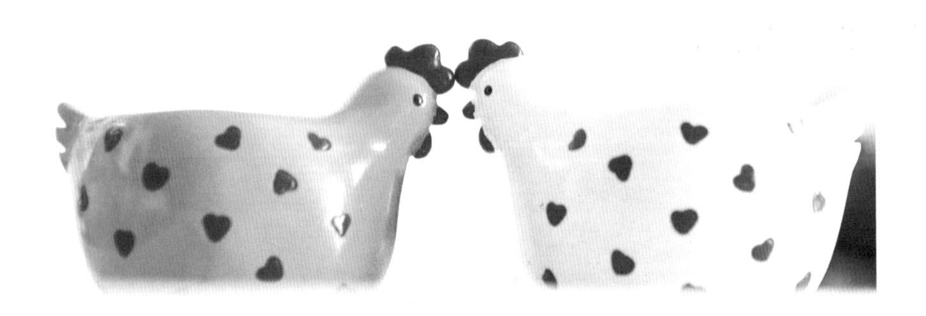

ロッジのスキレットにル・クルーゼのカラフルなお鍋、かわいいエッグスタンドに少しずつ買い集めたテーブルクロスなどなど、お気に入りは料理に愛情を注ぐための頼もしい味方。

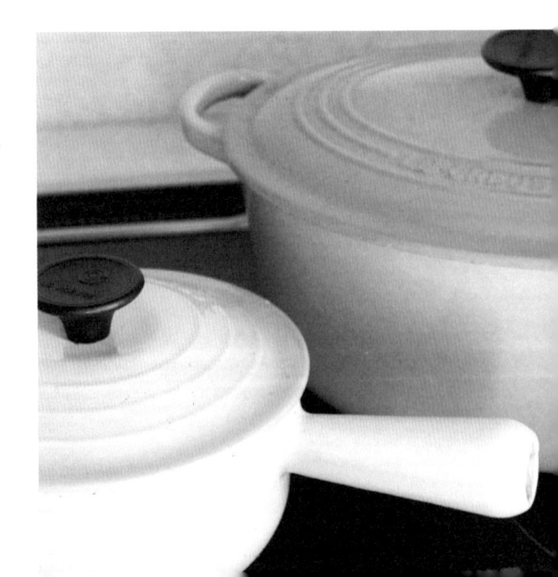

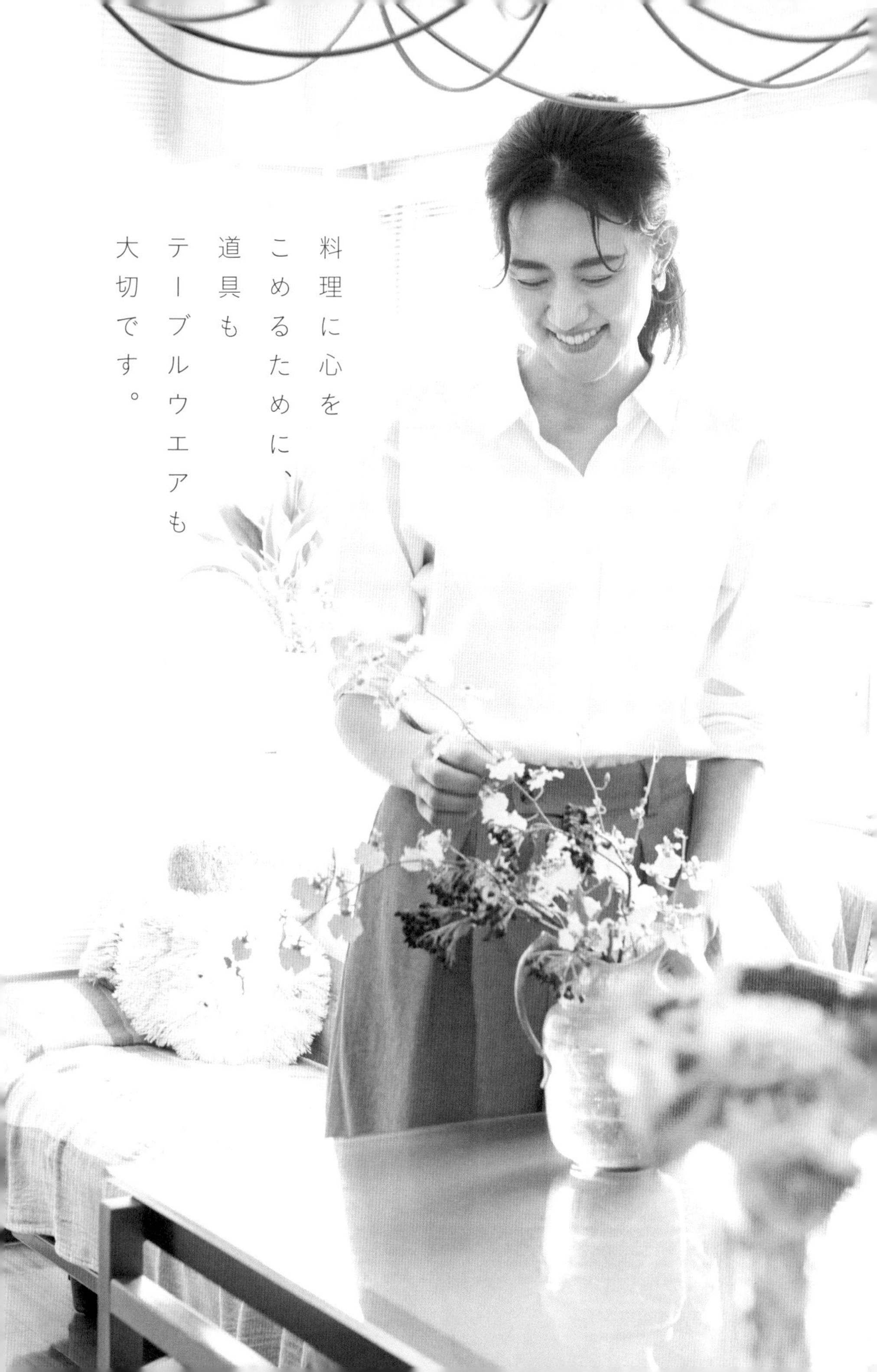

料理に心を
こめるために、
道具も
テーブルウエアも
大切です。

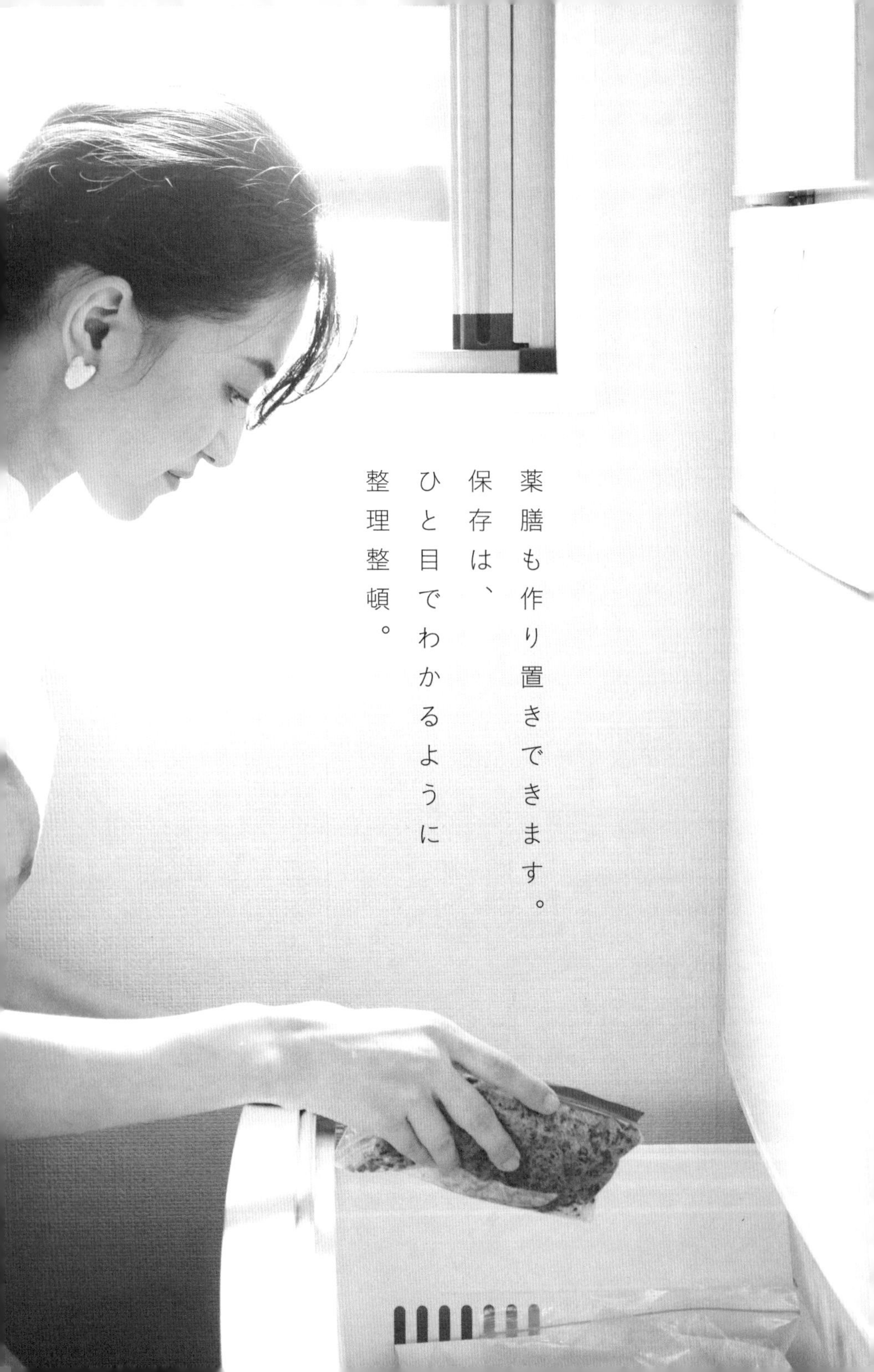
薬膳も作り置きできます。
保存は、
ひと目でわかるように
整理整頓。

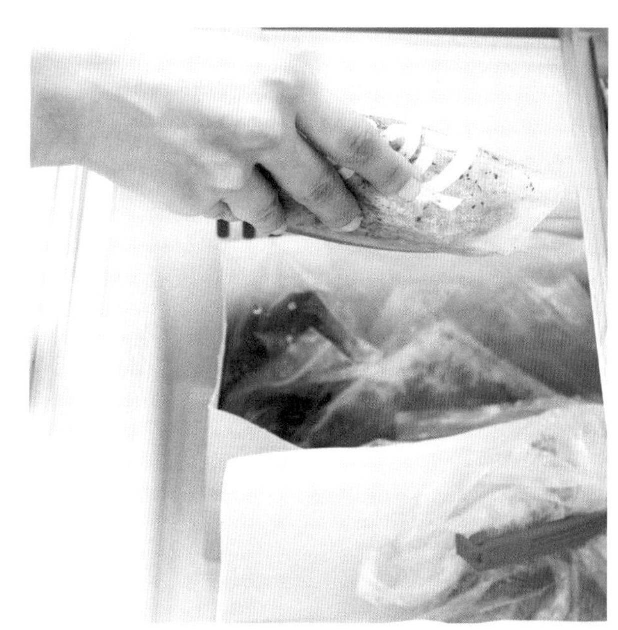

フレンチ薬膳に欠かせないハーブやスパイス類は専用の棚に。野菜室や冷凍室では、紙袋を切って作った手製のボックスを活用して整理。

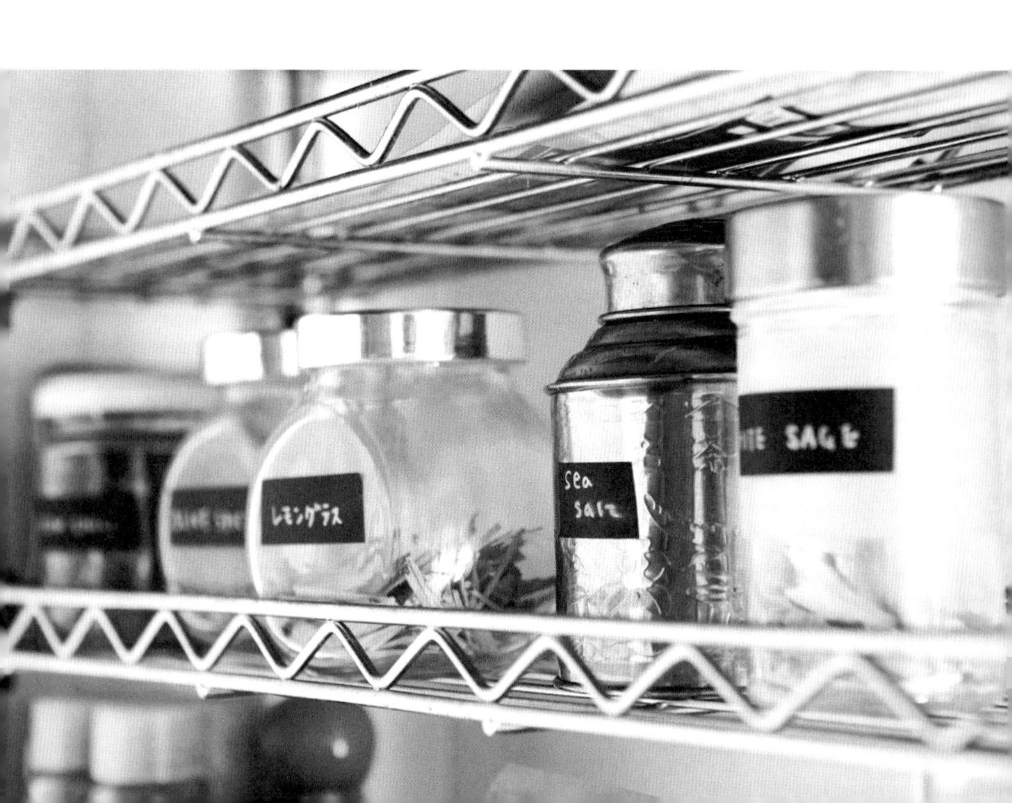

Contents

Chapter 3

Chapter 4

〈レシピについて〉

※特に明記がない場合は、材料は4人分として作成しています。
※材料欄の単位、大・小は計量スプーンの容量を示します。
※オリーブオイルはエクストラヴァージンオリーブオイルをおすすめします。

はじめに

私たちは生きるために食べなければなりません。口から入ったものを消化吸収して、エネルギーを作り出します。血や肉、骨、髪、脳や臓器、そして細胞や神経……身体のすみずみにまで、栄養や潤いを届けて生命活動を行っているのです。
今まで食べてきたものが結果となって今の自分に表れています。

私は国際中医薬膳師です。女性、特に、生活環境も身体も大きく変化していく30代から40代後半の女性に向けて、中医学と薬膳という視点から、話をしたいと思います。

この本を書こうと思ったきっかけのひとつが、インナークレンジングという言葉をよく耳にするようになったからです。インナークレンジングと同時にプチ断食も流行っていますよね。一時的なプチ断食などは、内臓を休めるという意味では否定はしません。だけど……、老廃物を排出するには、代謝する力が必要なのです。そして、この代謝する力とは、体力でもあります。体力、つまりエネルギーは食物の力を身体に取り入れることで生まれます。

ですから、「まるごと身体の中をきれいにする」＝「真のインナークレンジング」とは、身体を「満たして、流す」こと。食べたものをきちんと消化吸収し、エネルギーとし、基礎代謝の良い身体を作ることです。

反対に、消化力が弱く飲食物が胃の中に停滞したまま未消化物となってしまうと、余分な脂肪がついたり体の淀みを生んだりするのです。ですから、私は、みなさんに排出だけに重きをおかず、「満たして、流す」インナークレンジングを日々の食生活の中で実践していただきたいと思いました。

食べること、出すこと――その両方のバランスが整い、身体を構成するもの全てが満ち、滞りがないこと。これが、健康の土台になるのです。

美しい人はこの健康の土台がしっかりしている人ではないでしょうか。

むくみや肌荒れ、頭痛、便秘など女性が気になる症状の多くは、身体の中が満ちているのか、流す力があるのか、これを知ることが改善のヒントになります。体内をめぐる気（エネルギー）は足りているか、血はきれいに流れているか、水は滞りなく代謝されているか、薬膳はそうしたことに目を向けて、食生活を整えます。

同時に、食には楽しみという面も大きく、その喜びは心を満たす大切なもの。心と身体の両方を満たし、愛情を感じられるもの、それが私にとっての「食」です。

私が提案するフレンチ薬膳は、「楽しく食べ、足りないものは補い、不要なものは排出する、そしてバランスを取る」。まさに、心と身体のインナークレンジングです。

薬膳と聞くと難しそうですが、実は、とてもシンプル。薬膳は、中医学の考えに基づく健康維持や病気の予防に役立つおいしい料理のことです。自然の力を最大限に引き出し、それをいただく。手に入りにくい食材を揃えなくても、身近に買える食材で作ることができます。旬の食材を意識することからはじめてもいいでしょう。

中医学では身体を構成する要素を「気・血・水（津液（しんえき））」とし、これらを「満たして、流す」ことを基本とします。本書の中で出てくる中医学上の言葉について、簡単に説明しますと、「気」は目に見えないものですが、生命活動のエネルギー源です。「血」は全身の各器官に栄養を与え、滋養させる働きを持ちます。「水」は全身をすみずみまで潤し滋養する働きをします。厳密には、水は身体に不要な水分を、津液は身体に必要な水分を指しますが、ここでは体内の水分の総称として「水」とします。

現代医学で言う五臓と中医学上の肝・心・脾・肺・腎は解剖学的にはほぼ同じものですが、捉え方や機能が少し異なります。気・血・水が絶えず全身をめぐり、五臓六腑ほか身体を構成するもの全てが互いに関係しあい、人間の身体というひとつのシステムを作っていきます。本書の中で述べる、肝・心・脾・肺・腎は、中医学的な考え方・働きをベースにしています。

私はこうした中医学をベースに、フレンチ薬膳を考案しました。薬膳は料理だけれど、心も大切な要素。家族、大切な人、そしてなにより自分自身を慈む気持ちで作ることが栄養になります。Ｃｈａｐｔｅｒ２から、毎日、簡単に取り入れられる薬膳をご提案していきます。もちろん、フレンチ薬膳ならではの目で見る喜びや華やかさ、味の発見も取り入れます。さぁ、今日から愛情が全身をめぐるフレンチ薬膳を始めてみませんか。

健やかで、輝きのある毎日。
本当の美しさはそこに宿るはずです。

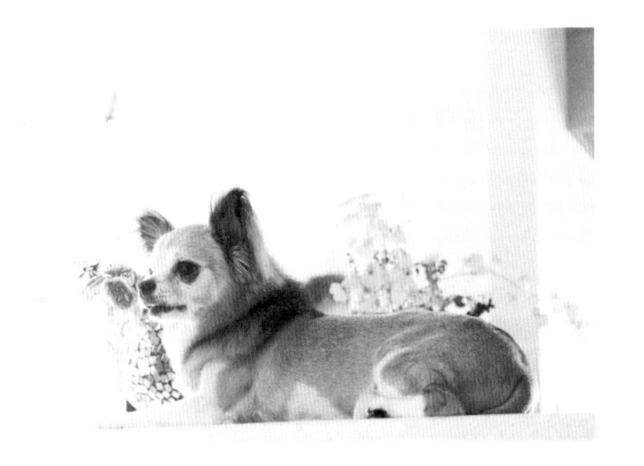

Chapter 1

私と薬膳の出会い

私は10代後半からモデルをしています。本当の「美しさ」について、私が深く考え続けているのも、このモデルという職業に携わっているからかもしれません。
そして、私がなにより大切にしていることは、家族と自分自身の「健康」と「幸せ」です。「健康」と「幸せ」を守るため、そして本当の「美しさ」を得るために、私にできることは愛情をこめて毎日の食事を作ることであり、その食事は「薬膳」に基づいたものであることだと考えました。そういう思いに行きついたのはなぜか——、それをこれからお話ししたいと思います。

父はフランス料理のシェフでしたので、家には美しい写真の載ったフランス料理やお菓子の本がたくさんあり、幼い頃から私はそれらを眺めるのが好きでした。母はお茶と生け花の心得があり、狭い空間でも居心地よく暮らす術(すべ)を教えてくれました。母の作るおいしい家庭料理の味は今も忘れられません。
モデルをしながらフランス語を学んでいた頃、通っていたアテネ・フランセで見たエルやヴォーグの中のファッションの世界に憧れ、パリに行きたいという気持ちが募っていきました。お金を貯めて、パリへ行ったのが25歳の頃。つたないフランス語で家を探し、オーディションもたくさん受けました。モデルの仕事だけでは食べていけないので、ベビーシッターなどのアルバイトもしました。
大変だなと思うことも多かったですが、一方で、オーディションやモデルの仕事で身に纏うクリエイティブな服や、それぞれのデザイナーの持つオリジナリティーあふれる世界観に感激しました。

デザインという、形のないものを形にする仕事――。パリでの刺激や経験が、「薬膳」という形のないものをフレンチ薬膳という、私のオリジナルの形にしていく楽しさにつながっていると感じます。

モデルの仕事以外でも得るものがたくさんありました。貧乏生活でしたが、家具は拾ったりいただいたりしましたし、マルシェで旬の野菜や果物を買うことも楽しみのひとつでした。ちょっと贅沢して、秋に出てきたばかりのセップ茸を買ったことはいい思い出です。お気に入りのパン屋さんも見つけ、さまざまな国の友人たちもできました。

知り合った方々から、ホームパーティーや結婚式にご招待いただいたこともありました。現地の方々の暮らしを目の当たりにして、インテリアからテーブルコーディネートまで、しつらえのセンスや奥深い食文化にも刺激を受けました。

陸続きのヨーロッパ、その中のフランスの文化に触れて生活し、パリの空気感や色合いを肌で感じられたことは大きな宝となっています。

パリでの生活が3年ほど経った頃、母の入院の知らせを受け、急遽帰国することになりました。すでに父は他界していたので、私が母を守らなくてはなりません。

大切な家族を失いたくない、絶対に死なせたくない、強く願いました。治してあげたくてもできない悔しさや悲しさは深いものでした。母に寄り添い、看病を続けましたが、熱がなかなか下がらなかったり、足がむくんでしまったり……、そんな様子を見ていて何か自分にできることはないかと悩みました。
そして、私にできることは、母の身の回りの世話と食事しかないと気づきました。
毎日の食事で、少しでも症状を緩和させることができるなら、と探して出会ったのが薬膳です。独学からはじめ、その後、学校へ通い、本格的に勉強をしました。
けれど、薬膳は病気になってからではなく、傾いた身体が病気に突入する前に立て直していくもの。母は、すでに病気になってしまっていたので治すことは叶いませんでしたが、それでも支えになったと信じています。

母の入院生活は長かったので、私は病院でたくさんの患者さんやその家族と出会いました。死と向き合っている人たちと接するたびに、生きることについて考えざるを得ませんでした。
両親は命尽きるまで一生懸命に生きました。自分よりも他人のために生きていたような気がします。私は、もっと一緒にいたかったし、いろんな所に連れて行ってあげたかった。そばにいて欲しかったです。
もっと養生していればこんなに早くお別れしなくて済んだかもしれない。
薬膳の知識があれば、病気になる前に、誰かを助けることができるかもしれない。おこがましいけれど、私が薬膳の知識を広げていくことで人の役に立てるかもしれない、そう感じ、薬膳の道に進んでいきました。

振り返れば、薬膳に救われたのは私だったのかもしれません。

母の闘病中、私は精神的なショックに加え看病で体力も消耗し、気づかないうちに痩せ細り、身体の中は必要なものが欠けてスカスカの状態になっていたようです。看病に必死で自分のことまで気が回らず、痩せていたにもかかわらず下腹はぽっこり出て、ふくらはぎはパンパンにむくんでいました。朝起きて1時間も経たないうちにむくんでくるのです。母を支えたいのに自分まで弱くなってしまったことが、悲しくて辛かったことを忘れられません。

あるとき、ウォーキングのレッスン中に、フラフラしてまっすぐ歩けないことに気づいたモデル事務所のスタッフが「栄養が足りていないのでは？」と心配し、栄養治療専門のクリニックをすすめてくれました。検査を受けると、体重だけでなく、血液の状態も栄養のバランスもひどい状態だということがわかりました。大量のビタミン剤をはじめ、プロテインや鉄分などのサプリメントを処方してもらいました。ところが、これらのサプリメントを飲むと、かえってお腹が張ってしまうのです。今考えれば、身体が弱り過ぎて消化力が落ちていたのだとわかります。

これをきっかけに、勉強中の薬膳を自分の生活にも取り入れてみることにしました。1年くらい経った頃、次第に自分の身体が「満ちていく」感覚を得ました。身体に何もかも足りていなかったことに気づき、満ちる感覚に感動すらしました。満ちたことで代謝力が上がり、水分代謝も正常になって、下垂した内臓の位置が戻り、お腹のぽっこりもふくらはぎのむくみも改善されていきました。

今、私はとても強くなったと思います。精神的にも肉体的にも。

だから、不調で悩んでいる方、また自分のポテンシャルを上げたい方には、薬膳で身体の隅々まで満たし、美と健康を手に入れて欲しいと心から思います。30代から40代にかけてはゆるやかに老化が始まります。この時期に必要な養生の仕方、そして自分の体質を知ることが、自分を守る武器になるはずです。

また、生き生きとした表情や、他人を魅了する仕草など、はっとするような「美しさ」は、整った生活から生まれてくるのだと実感します。心と身体が整っていること、それは、きちんとした食生活によって、満ち足りていること、そして滞りなく流れていることではないでしょうか。

ほんの少しの工夫で毎日の食事が薬膳に変わります。

特別なものを使わなくても、できることから始めればいいのです。自分の年代や体質に合わせた食材を取り入れたり、あるいは、旬の食材をおいしくいただくことからスタートするのもいいでしょう。人間が必要とするものを自然は与えてくれます。自然に逆らわず同調して生きることが薬膳の考えです。人間の身体と私たちを取り巻く環境を切りはなさずひとつとして見るというのが、西洋医学との大きな違いです。

私は、両親の病気を機に、毎日の食事が大切だと痛感しました。身近な食材で家庭料理を作り、自分と大切な家族の生活の質を向上させたい。ですから、私のフレンチ薬膳は、スーパーで購入した食材で自宅のキッチンから生まれました。

幼い頃から父の書斎で眺めてきた、世界中の料理の本のイメージは少なからず影響していま す。パリでの経験、両親への想い、幼い頃の料理の思い出。これらが詰まったのがフレンチ薬膳です。

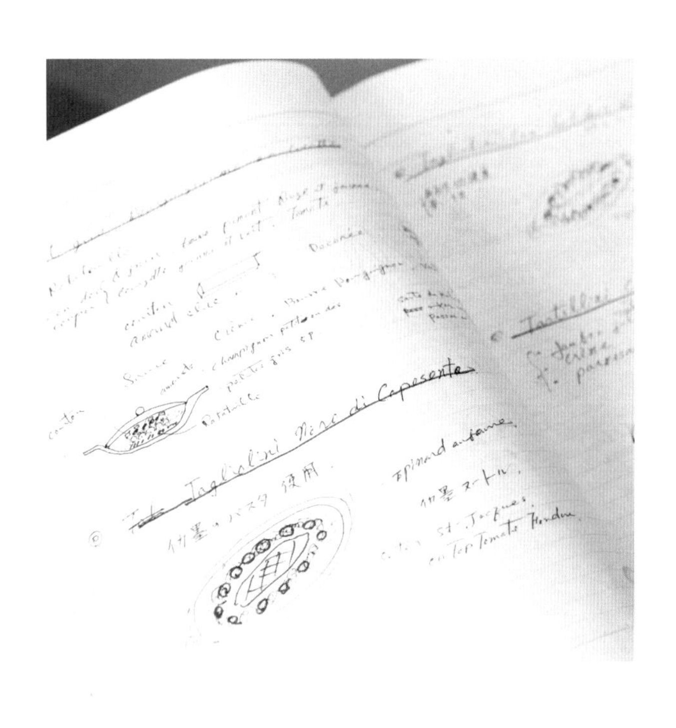
Capesante
イカ墨のパスタ使用
イカ墨ソース

Chapter 2

「満たして、流す」

インナークレンジング力で、
あなたはどんどん
美しくなる

中医学では、人間の身体を構成し、生命を維持する基本要素は次の3つであると考えます。その3つとは「気・血・水」です。気とは目には見えない生命エネルギーのこと。血は全身をめぐって、全ての組織や器官に潤いと栄養を与えます。水は、血以外の体内の水分の総称です。これらは何ひとつ不足してはいけないし、滞ってもいけません。

そして、気・血・水はどれも切り離せない関係。まるで音楽の、リズム・メロディー・ハーモニーのような関係です。どれかひとつが足りなかったり滞ったりすると、バランスが崩れ、身体の不調となって表れます。

気・血・水それぞれを「満たして、流す」ことこそが、代謝力と循環力につながるのです。それによって、クレンジングするように身体のすみずみまで綺麗になります。私は、これが本当のインナークレンジングであり、まさに、薬膳の考え方そのものだと思います。

美肌も気・血・水によって作られます

女性にとってもっとも気になるお肌。これは、体内の状態の表れです。くすみやシミ、たるみ、毛穴の開きなど肌悩みの多くは、この気・血・水のバランスが崩れることで起こります。

さて、みなさんは美肌の条件はなんだと思いますか。

肌がキレイだと思う人をイメージしてみて下さい。きっと、ハリ・つや、透明感、潤い、これらが揃っている肌を思い浮かべるでしょう。

中医学では、気の状態によってハリ・つやが、血の状態によって透明感が、水の状態によって潤いが左右されると考えます。

美肌の条件

肌のハリ・つや：**気**
肌の透明感：**血**
肌の潤い：**水**

気はエネルギーで、押し動かす力、持ち上げる力、そして内臓などをあるべき位置にとどめておく力です。気が満ちてその力が充分に発揮されれば、血や水は滞りなく流れてハリ・つやをもたらします。

血は肌の血色となって表れます。自然な頬の赤味も、キレイなピンク色の唇も血が足りてこそ。血が停滞し、古い血にまた古い血が混じり合うことによってだんだんと濁った赤色になり、くすみの原因にもなります。透明感のあるキレイな肌は、血が満ち、そして滞りなく流れることで生まれるのです。

水は潤いを左右します。細胞のひとつひとつまで水分がいきわたっていれば、肌はみずみずしく、ぷるんとします。また、朝起きて鏡を見たら顔がむくんでいて、がく然とした……。心当たり、ありませんか？　そんなときは、上半身の水分代謝が弱く、水はけが悪くなっているからなのです。

気・血・水を満たし、流す食材は後で詳しく触れますが、ここで美肌作りに役立つ食材をご紹介しましょう。

美肌を作る食材

【ハリ・つや】

豆類　ハーブ類　柑橘類　赤身の魚　赤身の肉　甘酒　など

【潤い】

山芋　ハチミツ　豆乳　豆腐　トマト　レンコン　白きくらげ　チーズ
ヨーグルト　など

【透明感】

黒豆　松の実　パセリ　赤貝　イカ　赤身の魚　赤身の肉　サフラン
ターメリック　酢　酒粕　ローズティー　など

【大人ニキビ】

ハトムギ　小豆　アロエ　貝のエキス（煮込んだスープやソースなど）

シミを作らないために、薬膳でターンオーバーを促します

ターンオーバーは、皮膚の土台（真皮層）から新しい細胞が生まれ、それがだんだんと表皮へ押し上げられ、やがて垢や古い角質となって剥がれ落ち、新しい細胞と入れ替わっていくことです。このターンオーバーがスムーズに行われるためには、新しい細胞を生み出す力と、押し動かす力、その両方が必要です。

中医学では、肌内部に血・水が満ちていて、それを代謝させる気がきちんと働くことでターンオーバーが促されると考えられています。

一連の働きが弱くなると、ターンオーバーが滞り、シミの原因となるメラニンがうまく排出できない状態になってしまいます。

また、無防備に浴びた紫外線や気温の寒暖差で、肌が敏感に反応したという経験はありませんか。敏感肌も気・血・水のバランスが崩れているサイン。紫外線に負けな

い肌を作るのにも気・血・水のバランスが大切なのです。

ターンオーバーを促す――ポイントは次の2つにフォーカスした食材の組み合わせ

■**血と水を補う食材**

松の実　山芋　ハチミツ　豆乳　豆腐　トマト　レンコン　白きくらげ　チーズ　ヨーグルト　赤貝　イカ　赤身の魚　赤身の肉　など

■**代謝させる気の力を補う食材**

ウド　シソ　ショウガ　ネギ　ミント　サクランボ　ウナギ　ハモ　ふのり　豆鼓　など

※夏に強い紫外線を浴びたあとは、肌の炎症を悪化させないよう、身体を温める作用のあるシソ、ショウガ、ネギの摂りすぎは控えるようにしましょう。

セルフチェックで、今の自分の体質を把握しましょう

女性の身体は30代から40代に向けて大きく変化していきます。

アンチエイジングに役に立つナツメや黒豆、山芋などで補うと同時に、「満たして、流す」インナークレンジングを実践していただきたいと思います。

そのためには、まず、現在の自分のコンディションを把握すること。

次ページからの項目をチェックしてみて下さい。

チェックした数のもっとも多かったタイプが、今のあなたのコンディションだと考えられます。これで、最初に改善すべき点がわかります。チェックした数が複数のタイプにわたって多かった場合、自分のコンディションも複数のタイプが混在していると考えられます。

この自己診断は、「なんだか、体調がすっきりしないなあ」というタイミングで行うことをおすすめします。

タイプA　気虚（気が足りない）

- □ 疲れやすく、すぐにだるくなる
- □ 風邪をひきやすい
- □ 胃腸が弱く下痢しやすい、または便秘がち
- □ いつも手足が冷たい
- □ 顔のたるみやほうれい線が気になる
- □ スリムなほうなのに、下っ腹だけぽっこりしている
- □ むくみやすい
- □ 汗をかきやすい
- □ 寝ても寝ても疲れが取れない
- □ 食が細く、油っこいものが苦手

タイプB　気滞（気が流れない）

- □ 生理前になると、イライラしたり落ち込んだりする
- □ 生理前になると、胸が張ったり脇腹がつったりする
- □ 足がつりやすい
- □ お腹が張りやすくゲップやガスが頻繁に出る
- □ 日々スケジュールに追われているなど、仕事上のストレスが多い

□ストレスでやけ食いをしてしまう
□怒りっぽい
□喉に違和感があり、唾液をうまく飲み込めない
□目が充血したり痛みを感じたりする
□便意を感じるのに出ない

タイプC　血虚（血が足りない）

□立ちくらみを起こしやすい
□生理が遅れがち
□顔が青白い、また小じわが気になる
□髪がパサつきやすく、切れたり枝毛になりやすい
□爪が割れやすい
□夢をよく見る
□夕方になると目がかすんだり、しょぼしょぼしたりする
□よく心配したり不安になったりする
□物忘れが多かったり、集中力が続かなかったりする
□睡眠不足で、強い疲労感を感じている

タイプD　瘀血(血が流れない)

- □生理前に下腹部が痛むことが多い
- □経血にかたまりがある
- □肌のくすみやシミが気になる
- □傷痕がなかなか消えない
- □目の下のクマやあざができやすい
- □慢性的に頭痛や肩こりがある
- □唇の色が暗紫色
- □舌や舌の裏の静脈が紫色
- □手先、足先の冷えが気になる
- □身体のどこかに刺すような痛みを感じることがある

タイプE　津液不足(水が足りない)

- □肌がかさついている
- □目が乾いて目薬が欠かせなかったり、口が渇いたりする
- □唇が乾燥しがちで皮が剥けやすい
- □便が固め
- □排尿の回数が少なめ

□手足がほてったり、のぼせたりする
□空咳がでる
□辛いものや香辛料が大好きでよく食べる
□利尿剤や下剤を多用している
□睡眠不足や過度の疲労を感じる

タイプF　水滞（水が流れない）

□むくみがある
□身体や頭が重くだるい
□朝起きるのがしんどい
□胃腸がむかむかしやすい
□乗り物酔いをしやすい
□低気圧や雨の日は、頭痛がしたり体調を崩したりしやすい
□お腹がチャポチャポと水の音がする
□あまりお腹が空かない
□鼻水、痰、唾が多い
□舌に歯型がつく

Aもしくは Bにチェックが多かった人

気は満ちていますか?
気は流れていますか?

気は元気の〝気〟、やる気の〝気〟。気はエネルギーやパワーです。私たちは気があるから動くことができますし、代謝することもできます。
気は、何かを動かす力でもあります。血や水は、気がなければ体内をスムーズに流れることができません。気が血を押し動かすことで血は流れ、水を動かして水分代謝は正常に行われます。
若々しさを感じさせるはつらつとした表情、弾むようなハリのある肌と身体、そしてむくみのない水はけのよい全身――、全て気が満ちて流れていることの表れなのです。
タイプAの気が不足している「気虚」の主な原因は、身体の中で気を生み出す力が弱っているか、過労などによって気を過剰に消耗しているかのどちらかだと考えられます。
気は胃腸の消化活動によって生まれるため、消化力を高める食材を積極的にとることや、睡眠を十分とることが大切です。
一方、タイプBの気の動きが悪い「気滞」。ストレスがたまった状態やスケジュールに追われた緊張状態が長く続いたりすると、気のめぐりに関わる「肝」の機能に負担がかかり、気の動きが滞ってしまいます。ハーブなど香りのよい食材には、気のめぐりを良くする効果が期待できます。

タイプA（気虚）気を満たす食材

米　山芋　サクランボ　桃　キノコ類　イワシ　サワラ　シシャモ　フナ
サザエ　赤身の魚　赤身の肉　甘酒　酒粕　カカオ　など

タイプB（気滞）気を流す食材

エシャロット　タマネギ　ピーマン　ラッキョウ　ハーブ類　カボス　金柑
グレープフルーツ　すだち　みかん　ライチ　ジャスミンティー　ターメリック
など

気を満たす

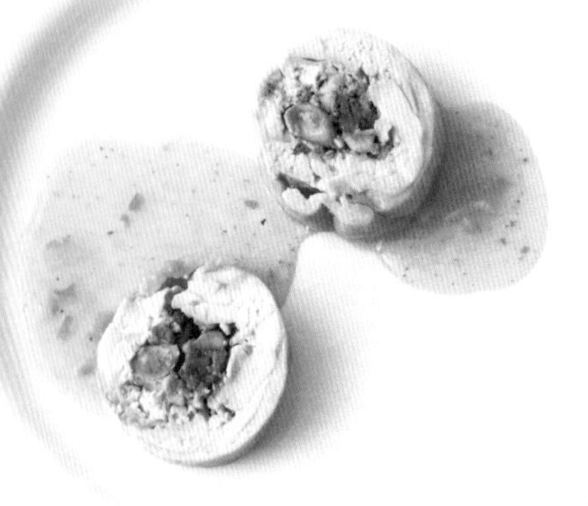

鶏肉のガランティーヌ
オレンジソース

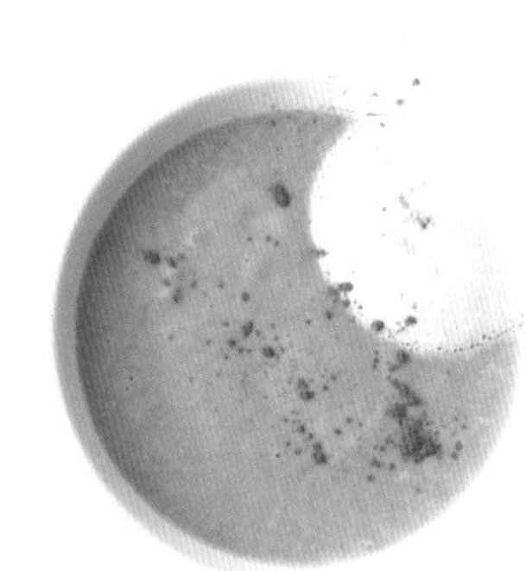

マッシュルームと
長葱のポタージュ

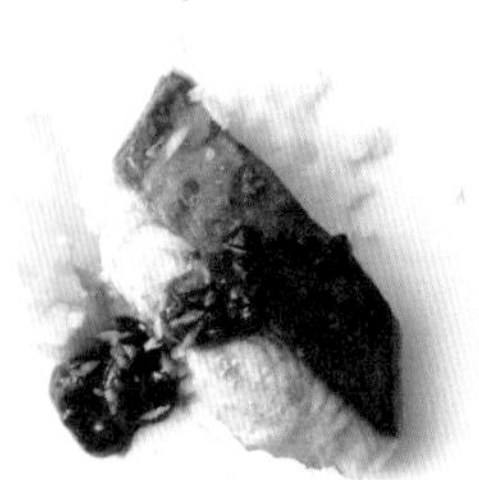

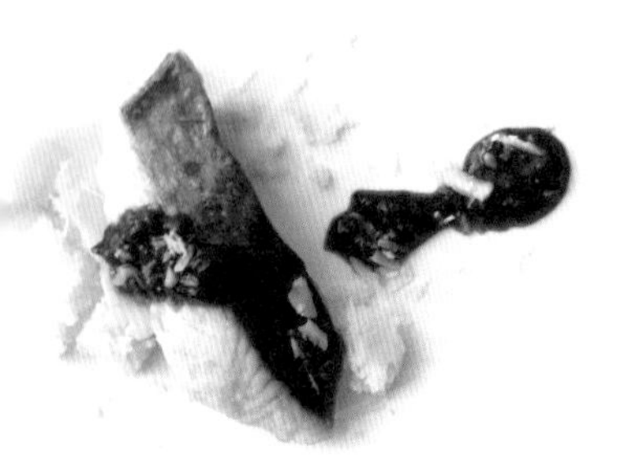

サワラのソテー
豆鼓味噌ソース

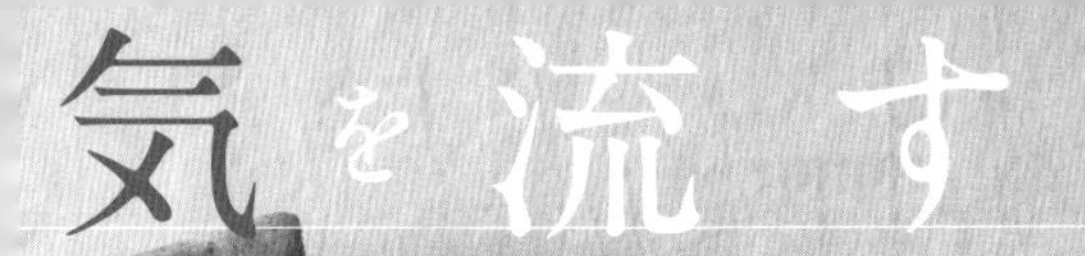

烏龍茶とマーマレードのケーキ

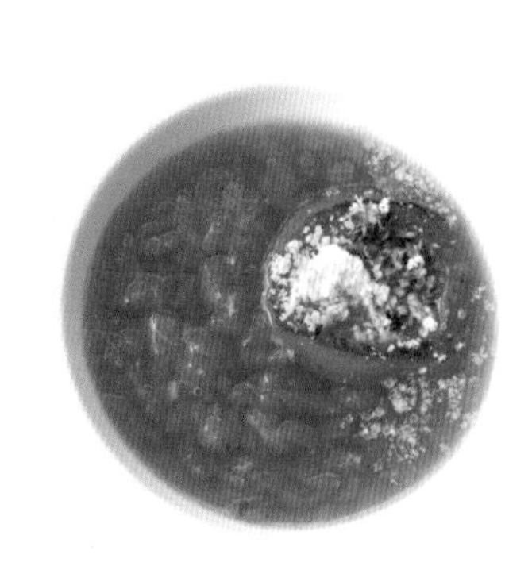

オニオンスープ
トマトのチーズ焼き

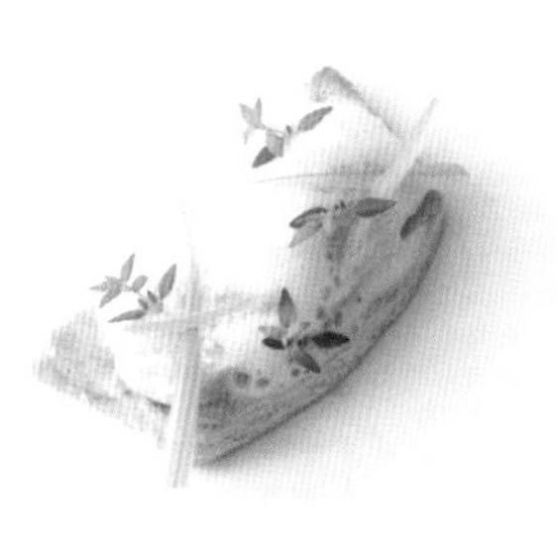

カジキマグロのソテー
カリフラワーと
マスカルポーネのソース

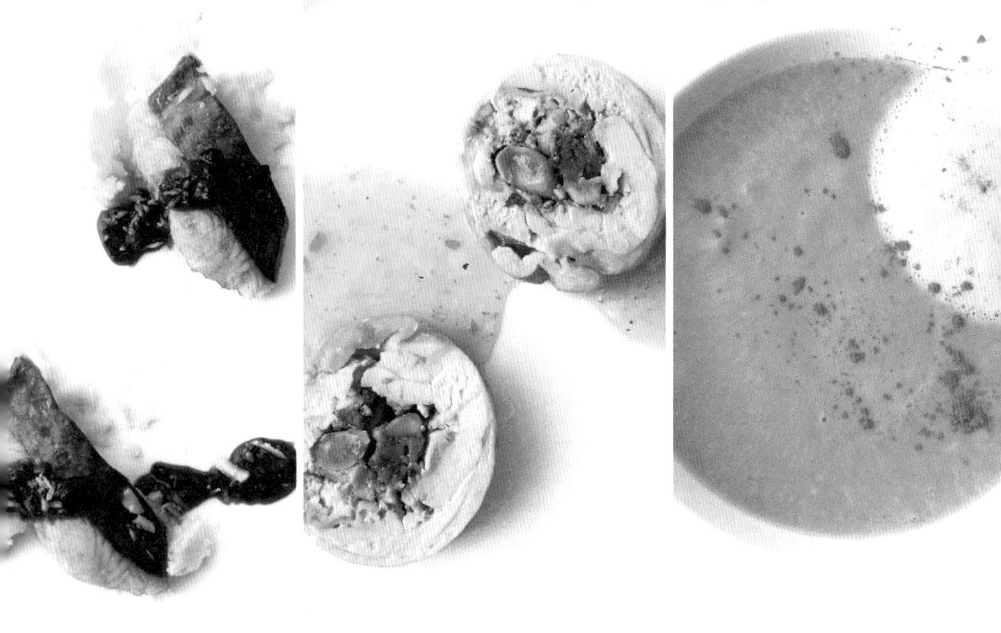

マッシュルームと長葱のポタージュ

材料
マッシュルーム　200ｇ／長葱　100ｇ／水　300mℓ／豆乳　50mℓ／生クリーム　50mℓ／塩・コショウ　適宜／顆粒コンソメ　小２／オリーブオイル　大１　**トッピング**：豆乳／シナモン

作り方
1 マッシュルームは汚れを取りスライスし、長葱もスライスする。
2 鍋にオリーブオイルをひき、長葱を中弱火で炒める。しんなりしたらマッシュルームも入れて中火で炒める。
3 水、コンソメを加え、蓋をして弱火で柔らかくなるまで煮る。
4 粗熱を取り、ミキサーで口当たりが滑らかになるまで攪拌し、鍋に戻し入れる。
5 豆乳と生クリームを入れて温めなおし、必要であれば塩・コショウで調味する。
6 トッピング用の豆乳は沸騰させないように温め、ミルクフォーマーで泡立てる。
7 器にスープをよそい、豆乳の泡とシナモンを添えて完成。

※豆乳（又は牛乳）は60度位が泡立ち良く仕上がります。

薬膳ポイント

［マッシュルーム］生命力を上げる・気血の流れをよくする・腰や膝を温める
［長葱］消化力を向上させる・温める力をめぐらせ、悪寒による風邪を発汗させ追い払う・体内に累積する老廃物のかたまりを解きほぐす
［シナモン］発汗を促し体表の邪気（寒気・病邪のもと）を取り除く・気血の通り道を温め流れをよくする

鶏肉のガランティーヌ
オレンジソース

材料(2本分)
鶏もも肉　2枚（1枚につき350～400g）／ピスタチオ　正味30g／ドライイチジク　1個
中身：鶏ひき肉　100g／タマネギ　40g／絹豆腐　30g／シイタケ　2個／セージ　10枚／タマゴ　1/2個／ナツメグ　少々／塩麹　小1／塩・黒コショウ　各少々
オレンジソース：オレンジ果汁（100%ジュースでも可）　大2／オリーブオイル　大2／白ワインビネガー　大1／マーマレード　大2／柚子胡椒　小1/4／塩・黒コショウ　各少々

作り方
1 鶏もも肉は余計な脂や筋を取り除き平らに叩いて伸ばす（厚すぎる場合は観音開きにする）。
2 絹豆腐は水切りしておく。セージ、シイタケ、タマネギをみじん切りにする。中身の材料を全てボウルに入れてねっとりするまで混ぜ合わせる。
3 鶏もも肉の皮を下にして置き、真ん中より少し手前に2をのせ、その上に殻を剥いたピスタチオと小さめに切ったドライイチジクをのせて巻く。
4 ラップで空気が入らないようにきっちりとキャンディのように2重に包み、両端をゴムで縛る。
5 大きめの鍋にお湯を沸かし、ふつふつと弱めに沸騰させ4を約25分茹でる。
6 バットに移し、そのまま冷ます。
7 オレンジソースを作る。材料を全て混ぜて完成。
8 6の粗熱が取れたらラップを取り適当な大きさに切る。皿にソースとともに盛り付け完成。
※マーマレードは無加糖のものを使用。加糖のものを使用する際は、量を減らしたり白ワインビネガーを増やしたりして調整して下さい。

薬膳ポイント

［鶏肉］消化器官を温めて気を補う・生命力を作り出す力を補う
［シイタケ］気を補う

サワラのソテー
豆鼓味噌ソース

材料
サワラ　4切れ／塩・コショウ　各少量／オリーブオイル　適量　**豆鼓味噌ソース**：味噌　大1.5／砂糖　大1／みりん　大1／豆鼓　大1／赤ワイン　大2／オリーブオイル　小2
柚子風味のマッシュポテト：ジャガイモ　正味200g／塩　少々／豆乳　大2～／柚子の皮　1/2個分
トッピング：マカダミアナッツ

作り方
1 豆鼓味噌ソースを作る。豆鼓をみじん切りにし、小鍋にオリーブオイルをひき中弱火で炒める。香りが出たら他の材料を入れ、軽く煮詰めて完成。
2 柚子風味のマッシュポテトを作る。ジャガイモの皮を剥いて一口大位の大きさに切ったら鍋で水から茹でる。柔らかくなったら湯を切り、ボウルに入れて熱いうちにフォークなどで潰す。塩と豆乳と柚子の皮をすったものを混ぜて完成。
3 サワラの片面に軽く塩・コショウし、オリーブオイルをひいたフライパンで中火で両面焼く。
4 トッピングのマカダミアナッツを包丁で細かく刻む。
5 盛り付け。皿の2か所にマッシュポテトをのせサワラを添える。ソースを添え、マカダミアナッツを散らして完成。お好みで柚子の皮をすったものを散らすと香りがさらに良い。

薬膳ポイント

［サワラ］強い力で気を補い、過度の疲労や虚弱体質を改善
［ジャガイモ］気を補う・体内の老廃物や病邪のもとを取り除く
［豆鼓］うつうつした気持ちを取り除く・体内の老廃物や病邪を取り除く
［味噌］消化器官を温める・体内の老廃物や病邪のもとを取り除く・胸の熱感や不安感を取り除く
［柚子］消化組織内に累積する未消化物を取り除く

気を流す

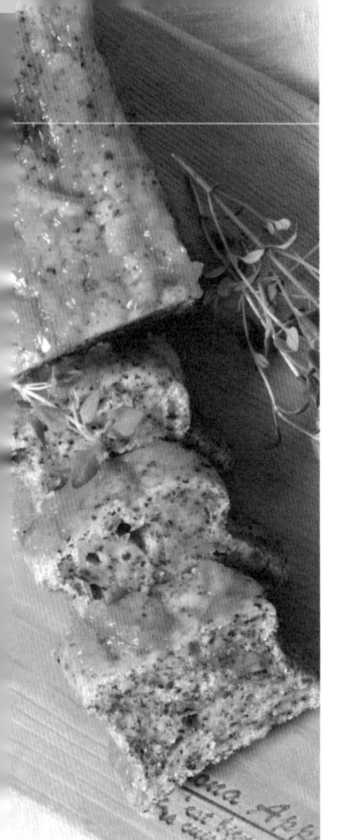

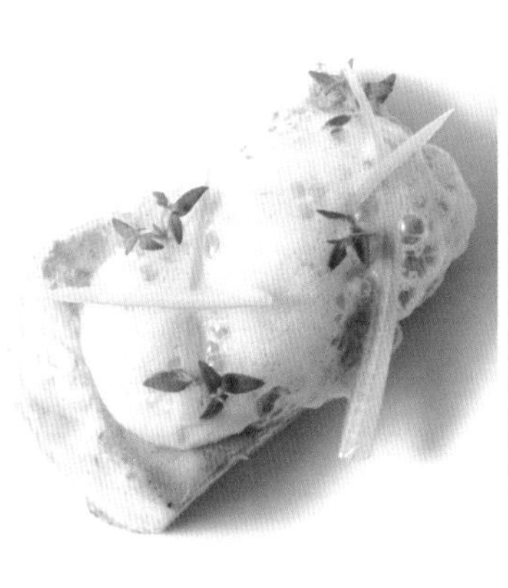

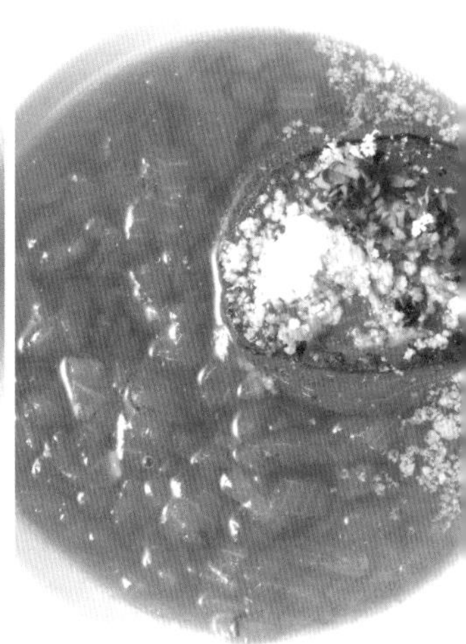

オニオンスープ
トマトのチーズ焼き

材料

タマネギ　400ｇ／オリーブオイル　大２／水　600㎖／料理酒　大１／顆粒コンソメ　大１／塩・黒コショウ　各少々

トマトソテー：トマト小　１個／ニンニク　１かけ／パセリ　適量／粉チーズ　適量／オリーブオイル　小２

作り方

1 タマネギは皮を剥き、繊維を断ち切るように横に薄くスライスする。

2 鍋にオリーブオイルをひき、タマネギを中弱火でじっくりあめ色になるまで炒める（約20～25分）。

3 水、料理酒、コンソメを入れ5分ほど煮る。アクを取り、軽く塩・黒コショウで調味する。

4 トマトソテーを作る。ニンニクとパセリをみじん切りにする。トマトは横にスライスする。

5 フライパンにオリーブオイルとニンニクを入れ、香りが立ったらニンニクを端に寄せてトマトを入れる。強火で両面に焼き色をつけ、最後に粉チーズとパセリをふりかける。

6 盛り付け。皿にスープをよそい、トマトソテーを添えて完成。

薬膳ポイント

［タマネギ］気のめぐりを良くする・水分代謝がうまくいかずに生じた水の淀みを解消・降圧

［トマト］ストレスなどにより亢進状態になった肝の働きを改善

カジキマグロのソテー
カリフラワーとマスカルポーネのソース

材料
カジキマグロ　4切れ／塩・コショウ　各少々／オリーブオイル　大1
カリフラワーとマスカルポーネのソース：カリフラワー　70ｇ／セロリ　30ｇ／顆粒コンソメ　小1/2／タイム　1枝／水　100mℓ／マスカルポーネ　40ｇ／塩　少々　**トッピング**：豆乳／セロリ／タイム

作り方
1 カリフラワーとマスカルポーネのソースを作る。カリフラワーを洗い、小房に分ける。セロリはスライスする。小鍋にカリフラワー、セロリ、コンソメ、タイム、水を入れて、水気が半分以上減るまで中弱火で煮る。
2 タイムを取り除き、滑らかになるまでブレンダーにかける。ボウルに移し粗熱が取れたら、マスカルポーネと塩を混ぜて完成。
3 カジキマグロに塩・コショウし、フライパンにオリーブオイルをひいて両面を中火でソテーする。
4 トッピング用の豆乳を沸騰させないように温め、ミルクフォーマーで泡立てる。
5 盛り付け。皿にカジキマグロをのせ、その上にソースをのせる。さらに豆乳の泡をのせ、千切りにしたセロリとタイムを添えて完成。
※豆乳（又は牛乳）は60度位が泡立ち良く仕上がります。

薬膳ポイント

［カジキマグロ］ストレスなどにより影響を受けやすい肝の気の流れを良くし、気の滞りを防ぐ・気のめぐりを整える
［セロリ］ストレスなどにより亢進状態になった肝の働きを改善し、気の滞りを防ぐ・健胃・鎮静・降圧

烏龍茶とマーマレードのケーキ

材料／約5×20cmの小型2台分
烏龍茶葉　8ｇ／薄力粉　110ｇ／砂糖　30ｇ／卵黄　2個分／生クリーム　70mℓ／太白ゴマ油　30mℓ／マーマレード　100ｇ　**メレンゲ**：卵白　2個分／砂糖　20ｇ　**仕上げ用マーマレード**：マーマレード　大1／カルダモンパウダー　少々

作り方
1 タマゴを卵黄と卵白に分けてそれぞれ大きめのボウルに入れておく。
2 卵白をハンドミキサーで泡立て、メレンゲ用の砂糖20ｇを少しずつ入れてしっかり角が立つまで泡立てる。
3 卵黄のボウルに砂糖と太白ゴマ油を入れて、白っぽくなるまで混ぜる。さらに生クリームとマーマレードを入れて混ぜる。
4 3にふるった薄力粉と烏龍茶葉を入れ、ゴムべラで混ぜる。
5 4に2のメレンゲを2回に分けてさっくりと混ぜる。
6 焼き型に敷き紙をしき、生地を少しずつ流し入れる。トントンと落として空気を抜いたら、170度に予熱したオーブンで約20～25分焼く。
7 仕上げ用マーマレードの材料を混ぜ、焼きあがったケーキに刷毛で塗り、冷まして完成。
※マーマレードは無加糖のものを使用。加糖のものを使用する際は、量そのものや砂糖を減らすなどして調整を。

薬膳ポイント

［オレンジの皮］気のめぐりを整える・消化力向上
［烏龍茶］精神不安・動悸・不眠を改善
［カルダモン］消化を助ける・健胃

Cもしくは Dにチェックが多かった人

血は満ちてますか？
血は流れていますか？

血は身体のすみずみまで流れ、栄養と潤い、そして体温を与えています。血がきちんと届き滋養するおかげで、臓腑や器官は正常に働くことができます。だからこそ、血が不足したり流れが滞ったりすると、さまざまな病気の引き金となるのです。

さらに、血は精神や意識とも深い関係があります。血がのぼる、血の気がひく、熱血、冷血……などの言葉からわかるように、血の状態が精神の状態を表しています。

血の不足は不眠や多夢、不安症、心配性を引き起こすこともあります。鍵をかけて家を出たのに不安になって戻ってしまった――という経験はありませんか。うっかり忘れものをしてしまうとか集中力が続かないなども、血の不足によることが多いのです。

血の状態は肌にも表れます。血がきちんと満ちて流れていれば、シミやくすみのない透明感のある肌になり、自然な頬の赤味、キレイなピンク色の唇になります。

タイプCの血の量が足りない「血虚」は、夜ふかしが続いて血を消耗していたり、栄養不足だったり、消化力が弱かったりすることが原因と考えられます。

全体的に血めぐりが低下している状態であるタイプDの「瘀血」。これは、冷えやストレス、食生活の乱れによって引き起こされます。

タイプC（血虚）血を満たす食材

松の実　枝豆　ホウレンソウ　モロヘイヤ　ナツメ　シメジ　赤身の魚　赤貝
ムール貝　赤身の肉　肉のレバー　鶏卵　など

タイプD（瘀血）血を流す食材

米麹　小豆　黒豆　納豆　コマツナ　セージ　バジル　パセリ　ニラ
クランベリー　サンザシ　ブルーベリー　プルーン　サケ　タラ　酒粕
ターメリック　サフラン　ベニバナ　酢　甘酒　ローズティー　など

皿を満たす

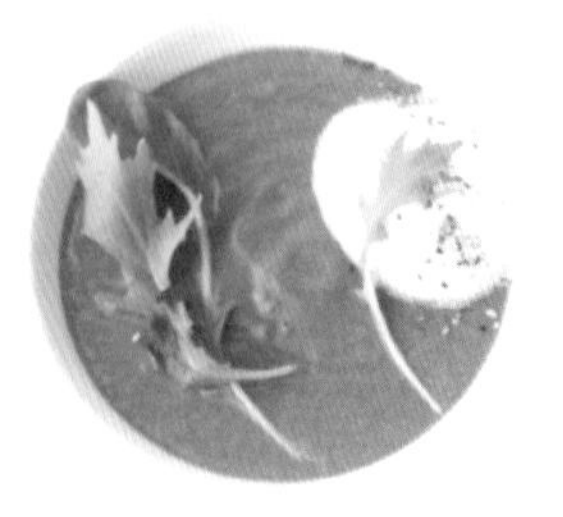

牡蠣と
ホウレンソウのポタージュ

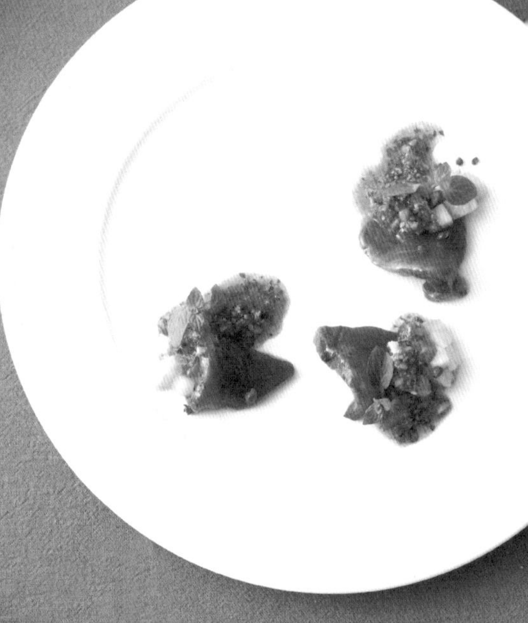

カツオのマリネ
ライムとハニー
マスタードソース

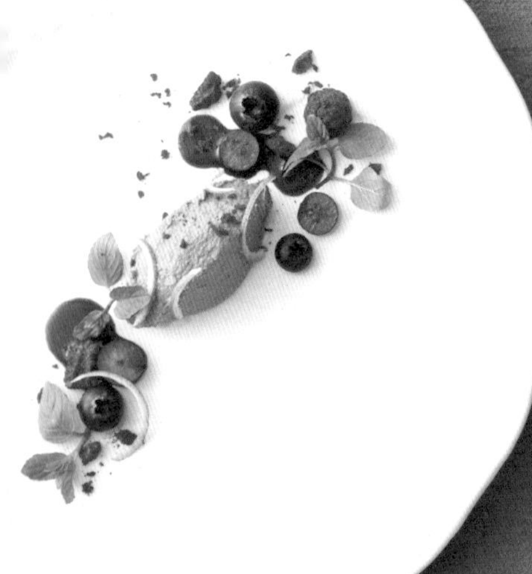

レバーペースト
苺のソース

血を流す

イワシのソテー
パセリと百合根
赤ワインと山椒のソース

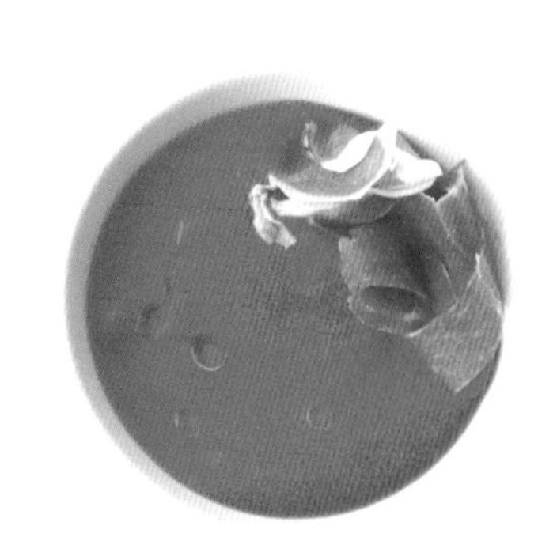

トマトと甘酒のスープ

鶏肉のソテー
ディルとスパイスのソース

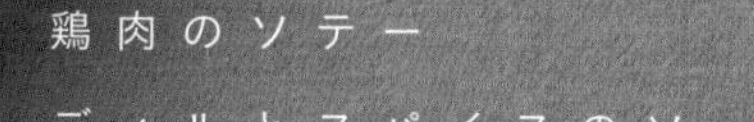

血を満たす

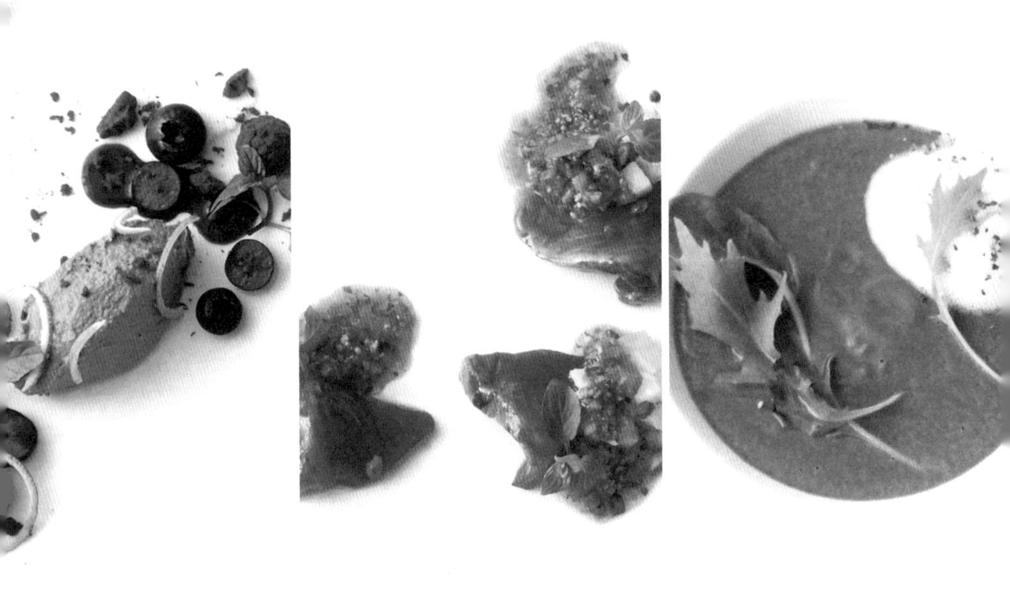

牡蠣とホウレンソウのポタージュ

材料
牡蠣　6個／ホウレンソウ　200ｇ／ベーコン　15ｇ／タマネギ　100ｇ／ジャガイモ　30ｇ／水　300mℓ／豆乳　大2～3（調整する）／顆粒コンソメ　小1／白ワイン　大1／ニンニク　1/2かけ／オリーブオイル　大1／塩・コショウ　適宜　トッピング：豆乳／黒コショウ／ベビーリーフ

作り方
1 ホウレンソウは水で洗いさっと茹でる。水にさらした後、水気を切って絞りざく切りにする。
2 牡蠣はよく水洗いし、キッチンペーパーで水気をとっておく。
3 タマネギとジャガイモは皮を剥き薄くスライスする。ベーコンはたんざく切りにし、ニンニクはみじん切りにする。
4 鍋にオリーブオイルをひき、ニンニクを入れて火を付け、香りが立ったらベーコンとタマネギを中火で炒める。しんなりしてきたらジャガイモと牡蠣を入れさらに炒め、白ワインも入れて香りを立たせる。
5 水、コンソメ、ホウレンソウを入れて蓋をして野菜が柔らかくなるまで弱火で煮る。
6 粗熱をとり、滑らかになるまでミキサーにかける。
7 6を鍋に戻し入れて豆乳を入れて温める。必要であれば塩・コショウで調味する。
8 トッピング用の豆乳を沸騰させないように温め、ミルクフォーマーで泡立てる。
9 器にスープをよそい、ベビーリーフ、泡立てた豆乳、黒コショウをのせ完成。
※豆乳（又は牛乳）は60度位が泡立ち良く仕上がります。

薬膳ポイント

［牡蠣］血を補う・先天的虚弱体質、あるいはストレスや過労による損傷を補強・動悸や睡眠障害など心神の不安を解消
［ホウレンソウ］血を補う・体内の余計な熱を冷ます・胸の熱感や不安感を解消する

カツオのマリネ
ライムとハニーマスタードソース

材料
カツオ　1サク／塩　少々　**マリネ液**：オリーブオイル　大3／白ワインビネガー　大3／ニンニク　1かけ／ローリエ　1枚　**ライムとマスタードのソース**：ライム果汁　小2／赤タマネギ　30g／粒マスタード　大1.5／白ワインビネガー　小2／オリーブオイル　大2／ハチミツ　小1／醤油　小1／ライムの皮　1/2個分／ミント　適量／カルダモンパウダー　少々
トッピング：ミント／ピンクペッパー／パイナップル

作り方
1 カツオのサクを約1cmの厚みに切る。両面に塩を振り15分ほど置き、キッチンペーパーなどで水気を拭き取る。
2 ニンニクの皮を剥き半分にして包丁などで潰す。ボウルにマリネ液の材料を全て入れ混ぜ、1を入れて馴染ませたら材料を覆うようにラップをかけて冷蔵庫で休ませる。
3 ライムとマスタードのソースを作る。赤タマネギの皮を剥きみじん切りにする。ライムの皮とミントの葉もみじん切りにする。小さなボウルにソースの材料を全て混ぜ合わせ完成。
4 皿にカツオを盛り付け、パイナップルのみじん切りを添える。ソースをかけ、ピンクペッパーとミントを飾り完成。

薬膳ポイント

［カツオ］血や気を補う・健胃・生命のもとになる力を補う

レバーペースト 苺のソース

材料(作りやすい分量)
鶏レバー　250g／セロリ　130g／タマネギ　120g／ニンジン　100g／ニンニク　1かけ／セージ　5枚／ローリエ　1枚／顆粒コンソメ　小1.5／赤ワイン　80mℓ／オールスパイス　少々／オリーブオイル　大1／塩　少々／生クリーム　80mℓ　**苺のソース**：苺ジャム　大2／赤ワイン　大2／バルサミコ酢　小1／醤油　小1／みりん　小1／シナモン　少々／カルダモンパウダー　少々　**トッピング**：ライムの皮／ブルーベリー／ラズベリー／ハーブ類

作り方
1 鶏レバーを適当な大きさに切りながら余計な脂や血合いを取り除く。よく洗い水につけ、途中で水を換えながら血抜きする。
2 皮を剥いたニンニク、タマネギ、セロリ、ニンジンをみじん切りにする。
3 鍋にオリーブオイルをひき、ニンニクを炒め香りが立ったらタマネギを入れて中弱火で炒める。しんなりしてきたらセロリ、ニンジンを入れてさらに炒める。
4 鶏レバーを入れ、火がまわったら赤ワイン、コンソメ、ハーブ類、オールスパイスを入れて弱火で煮る。
5 煮詰まって汁気が無くなってきたら塩を少々入れて調味する（薄味程度が丁度良い）。
6 粗熱が取れたらミキサーかブレンダーにかけ、生クリームを入れて混ぜる。
7 保存容器に入れ、冷蔵庫で冷やし固める。
8 苺のソースを作る。小鍋に材料を全て入れ、煮詰めて完成。
9 皿にレバーペースト、ソース、ベリー類、お好みのハーブ、細く切ったライムの皮を盛り付け完成。

※苺ジャムは無加糖のものを使用。加糖のジャムを使用する際は、量を減らすなどして調整して下さい。

薬膳ポイント

［鶏レバー］血を補う・血の貯蔵や生成に関わる肝と腎を補う
［ニンジン］血を補う・消化力向上
［ブルーベリー］血の貯蔵や生成に関わる肝と腎を補う

血を流す

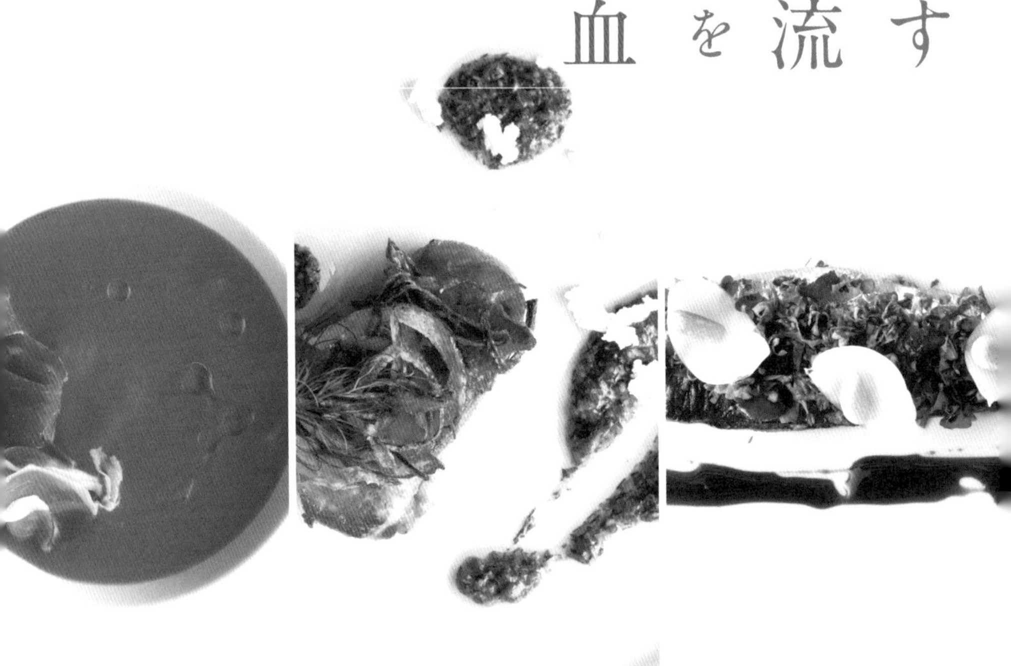

イワシのソテー
パセリと百合根　赤ワインと山椒のソース

材料
イワシ　2尾／ニンニク　1かけ／オリーブオイル　大1／塩・コショウ　各少々
赤ワインと山椒のソース：赤ワイン　140mℓ／砂糖　大1.5／醤油　小2／みりん　小1／バルサミコ酢　小1／山椒　少々 **トッピング**：百合根　約12枚／ドライクランベリー　適量／松の実　適量／パセリ　適量

作り方
1 イワシを三枚におろす。ニンニクの皮を剥きみじん切りにする。
2 イワシに塩・コショウし、フライパンにニンニクとオリーブオイルを入れて弱火で炒め、香りが立ったらイワシを中火で両面ソテーする。焼けたらバットに移す。
3 1枚ずつにはがした百合根を軽く電子レンジで温める。あるいは、蒸しても良い。
4 ソースを作る。材料を全て小鍋に入れ、煮詰めて完成。別の容器に移しておく。
5 トッピング用のパセリとドライクランベリーをみじん切りにする。松の実はお好みでフライパンで乾煎りする。
6 皿にイワシをのせ、その上にパセリ、百合根、松の実、クランベリーをのせ、ソースを添えて完成。
※百合根がない時期はタマネギなどで代用可能。

薬膳ポイント

［イワシ］血のめぐりを良くする・気を補う
［パセリ］血の滞りを解消しめぐりを良くする・血を増やす
［松の実］血を補う・ツヤとハリのある髪を作る
［クランベリー］血のめぐりを良くする・血の停滞を解消・消化力向上

鶏肉のソテー ディルとスパイスのソース

材料
鶏もも肉　500 g／塩・コショウ　各少々／オリーブオイル　大1
ディルとスパイスのソース：ディルみじん切り　大3／ケイパー　小2／粒マスタード　小2／カレー粉　小1/4／オリーブオイル　大3／ハチミツ　小1　**タマネギのフライ**：タマネギ　1/2個／コーンスターチ　少々／揚げ油　**トッピング**：カッテージチーズ／ディル

作り方
1 鶏もも肉を好みの大きさに切り、塩・コショウする。フライパンにオリーブオイルを入れて皮目から中火で両面ソテーする。焼けたらバットに移しておく。
2 タマネギのフライを作る。薄く縦にスライスして水にさらさず、軽くコーンスターチをまぶす。約170度の油で揚げる。
3 ソースを作る。ディルとケイパーを小さなボウルに入れて材料を全て混ぜ合わせ完成。
4 皿に鶏肉のソテーを置き、その上にタマネギのフライをのせる。ソースを添え、カッテージチーズとディルをトッピングして完成。

薬膳ポイント
[マスタード] 血と気をめぐらせ温める
[ターメリック] 血と気のめぐりを良くする

トマトと甘酒のスープ

材料
トマト水煮缶　400 g／セロリ（茎部分）　40 g／ショウガ　5 g／レモン果汁　大1／甘酒　150mℓ／オリーブオイル　小2／塩　ほんの少し（生ハムの塩味で調整）／コショウ　少々
トッピング：生ハム　適量／オリーブオイル　適量

作り方
1 セロリとショウガをざく切りにし、トマト水煮、レモン果汁、甘酒、オリーブオイルとともにミキサーに入れて滑らかに攪拌する。
2 必要であれば塩・コショウして味を調える。
3 冷蔵庫で冷やし、器によそう。生ハム、オリーブオイルを添えて完成。

薬膳ポイント
[甘酒] 血や気をめぐらせ温める・気を補う・体に必要な水分を生み出す

EもしくはFにチェックが多かった人

水は満ちていますか？
水は流れていますか？

水は臓器、器官、皮膚など身体全体を潤し、涙や汗、唾液、骨髄、脳髄など体内のさまざまな液体を生成します。

また、水はつねに代謝されるもの。血は肝臓に溜められますが、水を溜めておく臓器はありません。体中をめぐり、潤し、古くなったら尿などで排出されます。停滞すると、それは不要な水となります。こうした水の停滞はむくみの大きな原因。水はつねに生み出され、循環し、そして排出されないといけません。

タイプEの「津液（水）不足」は、ストレスや過労、汗の過剰発散、消化機能の低下などが原因となり、また、生まれもった体質も影響します。水が不足すると身体は乾き、たとえばドライアイや乾燥肌を引き起こしたり、関節をスムーズに動かしにくくなったりします。

一方、水がうまく代謝されず、部分的に過剰になって滞った状態がタイプFの「水滞」です。女性に多い足のむくみや、頭が重い、身体がだるいなどの症状を引き起こすことがあります。

タイプE（津液不足）水（潤い）を補う食材

白ごま　オクラ　トマト　アンズ　イチジク　梅　カリン　ココナッツ　梨
マンゴー　みかん　メロン　りんご　レモン　エリンギ　きくらげ　イカ　カニ
アワビ　ホタテ　牡蠣　豚肉　鶏卵　チーズ　ヨーグルト　など

タイプF（水滞）水を流す食材

ハトムギ　小豆　グリンピース　黒豆　緑豆　カボチャの種　胡瓜　高菜
タマネギ　冬瓜　バジル　スズキ　タイ　海藻類　海苔　シジミ　紅茶
コーヒー　カカオ　など

水を満たす

ホタテと洋梨の
オレンジマリネ

サンザシ入り
豆腐クリームとサブレ

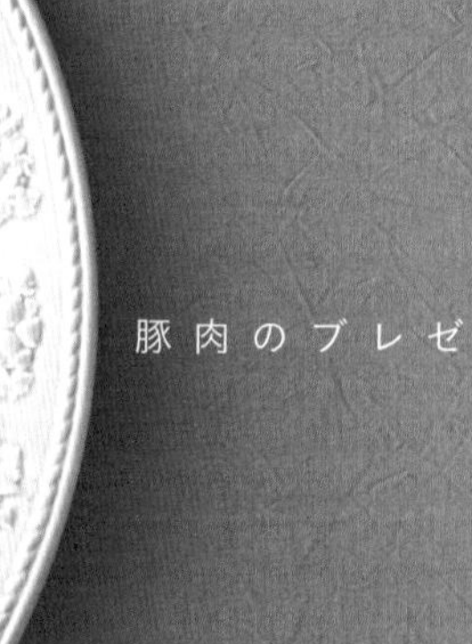

豚肉のブレゼ

水を流す

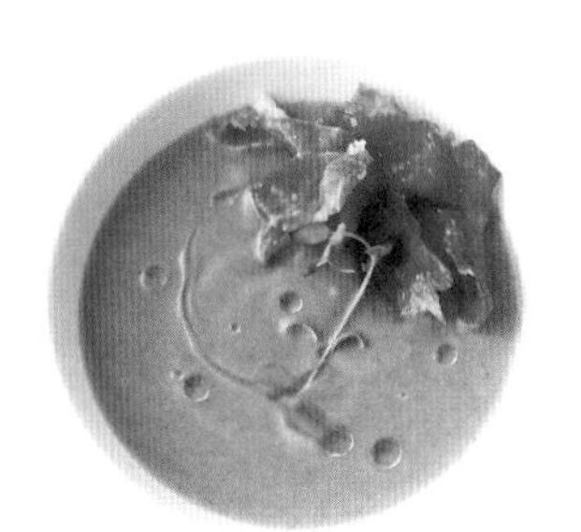

ナスと
タイムのポタージュ

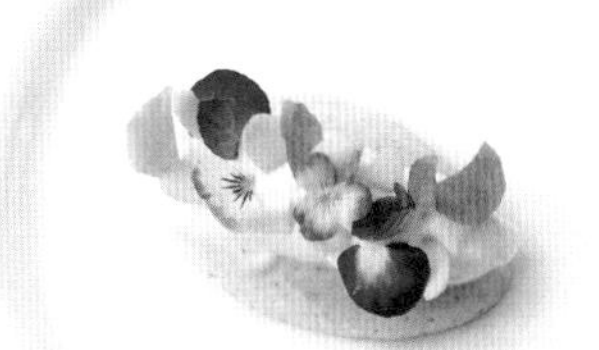

メロンと
ローズマリーのムース

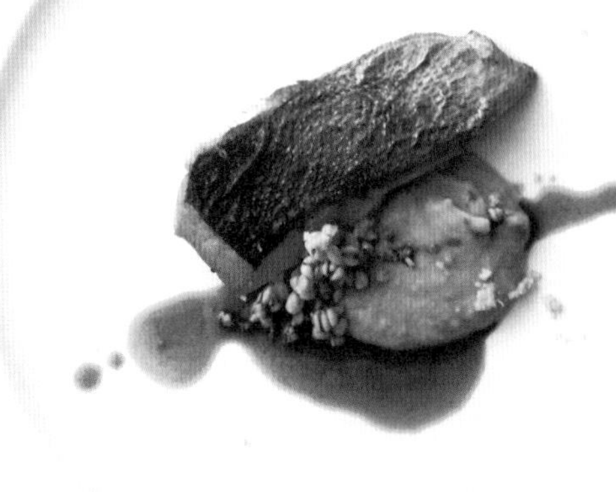

スズキのソテー
ピーマンと
グリンピースのピュレ
抹茶とハトムギ添え

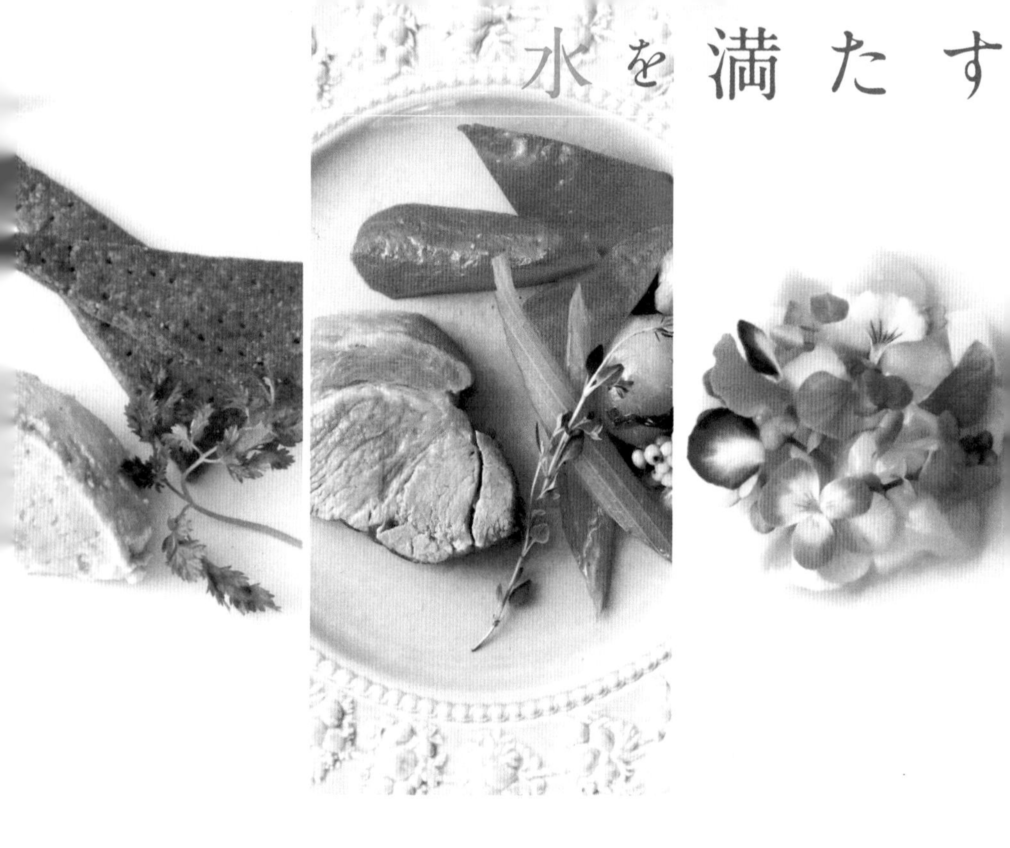

ホタテと洋梨のオレンジマリネ

材料
ホタテ貝柱（刺身用）　8個〜10個／洋梨　80g
マリネ液：マーマレード　大1／白ワインビネガー　小1／オリーブオイル　小2／塩　少々
トッピング：カイワレ大根／タイム／エディブルフラワー

作り方
1 ホタテと洋梨を1cm角に切る。ボウルにマリネ液の材料を全て入れ混ぜ、切ったホタテと洋梨をあえる。
2 1を皿に丸く敷き、その上にバランスを見ながらトッピング類を飾り完成。

※エディブルフラワーがない場合は、ピンクペッパーやドライクランベリー、苺などのフルーツでも綺麗に仕上がります。
※マーマレードは無加糖のものを使用。加糖のものを使用する際は、量を減らしたり白ワインビネガーを増やしたりして調整して下さい。

薬膳ポイント

［ホタテ］体の潤いを補う・胃の機能を調整し消化力を上げる・肝機能を高める
［梨］体の潤いを補う・乾燥状態を潤す・肌の再生を促す

豚肉のブレゼ

材料
豚肩ロースブロック　350～400g／塩麹　大2／タマネギ　1個／ペコロス　6個／芽キャベツ　6個／ニンジン　大1本／セロリ　1本／ハトムギ　大3／ニンニク　2かけ／ローリエ　1枚／タイム　3枝／白ワイン　180mℓ／水　100mℓ／みりん　小2　／オリーブオイル　適量　トッピング：塩やマスタードなど（好みで）

作り方
1 豚肩ロースブロックの全面をフォークで刺し、保存袋などに入れ、塩麹をよく揉みこみ、30分以上置く。
2 ニンニクの皮を剥き半分にして潰す。タマネギは皮を剥き6等分、セロリはざく切り、ニンジンは皮を剥き大きな乱切りにする。ペコロスは皮を剥き、芽キャベツは洗う。ハトムギは洗って水に浸しておく。
3 豚肉の周りの塩麹を取り除き、オリーブオイルをひいたフライパンで焼き目をつけながら、焦げないよう中弱火で焼いていく。焼き色が付いたらバットに移しておく。
4 3の豚肉の油で、2の野菜類を中火で炒める。ある程度炒めたら、大きな鍋に豚肉と野菜、水気を切ったハトムギ、白ワイン、みりん、水、ハーブ類を入れて蓋をして中火で30分煮る。
5 豚肉に竹串を刺して透明な肉汁が出てきたら完成。豚肉の粗熱を取り、切り分け、野菜とともに皿によそう。お好みで塩やマスタードを添える。

※ペコロスがない場合、タマネギで代用可能。
※芽キャベツがない場合、キャベツで代用可能。

薬膳ポイント

［豚肉］体の潤い分を補う・乾燥状態を潤す・気血を補う

サンザシ入り豆腐クリームとサブレ

材料(作りやすい分量)
サンザシ豆腐クリーム：木綿豆腐　200g／レモン果汁　大1／砂糖　大1／太白ゴマ油　小2／ハチミツ　小1／サンザシ（ドライフルーツ）　15g／ラム酒（好みで）　小1/2程度　サブレ：アーモンドパウダー　40g／薄力粉　60g／砂糖　20g／オリーブオイル　大2／塩　少々／豆乳　大1/2　トッピング：セルフィーユ

作り方
下準備：木綿豆腐の水を切っておく。
1 サブレを作る。ボウルにアーモンドパウダーと薄力粉をふるい入れ、砂糖、塩を入れフォークで混ぜ合わせる。
2 1にオリーブオイルと豆乳を入れ、フォークで混ぜる。
3 大体なじんだら手でひとつにまとめる。
4 麺棒などで2～3㎜の厚さに平らに伸ばし、好みの形に切り分けフォークなどで穴をあける。
5 クッキングシートをしいた天板にのせ180度に予熱したオーブンで約15～20分焼く。焼けたら粗熱をとり、冷ましておく。
6 サンザシ豆腐クリームを作る。サンザシを細かく切ったらボウルに材料を全て入れ、ブレンダーにかける。
7 滑らかになったら保存容器に移し、冷蔵庫で冷やす。
8 サンザシ豆腐クリームが冷え固まったら、サブレと一緒に皿に盛り付ける。セルフィーユを添えて完成。

※サブレは捏ねすぎるとサクっとしなくなるのでほどほどにまとめます。

薬膳ポイント

［豆腐］体に必要な水分を補う・乾燥症状を潤す
［サンザシ］乾燥しやすい肺を潤す・消化組織内に滞留する未消化物を解消する
［ハチミツ］皮膚を潤す・腸を潤し通便・乾燥しやすい肺を潤す

水を流す

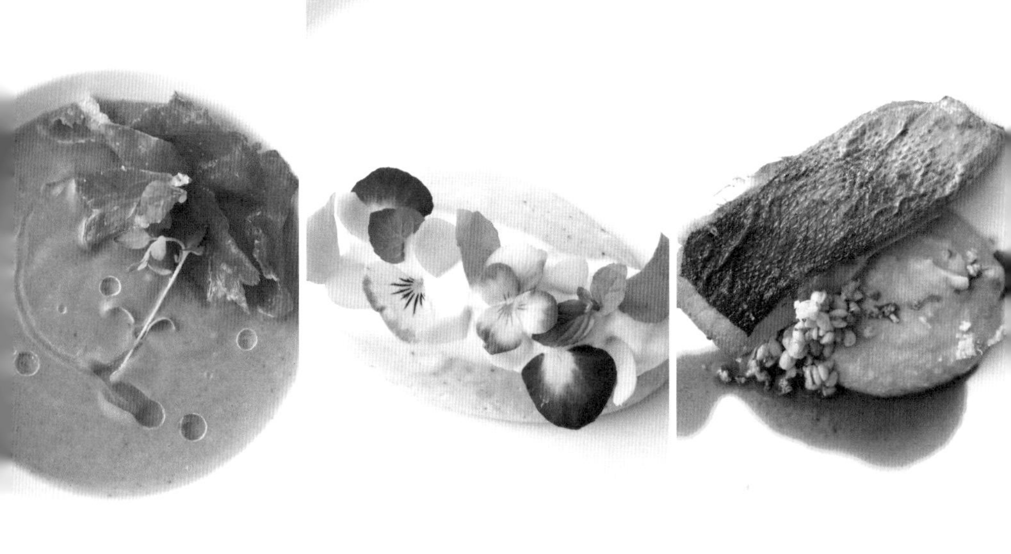

スズキのソテー
ピーマンとグリンピースのピュレ　抹茶とハトムギ添え

材料

スズキ　4切れ／塩·コショウ　各少々／オリーブオイル　大1　グリンピースとピーマンのピュレ：グリンピース　80ｇ／ピーマン　30ｇ／タマネギ　30ｇ／水　150mℓ／顆粒コンソメ　小1/2／塩・コショウ　少々／タイム　1枝／生クリーム　大1/2／オリーブオイル　大1/2　トッピング：レモンの皮　1/2個分／ハトムギ　大2／抹茶　小1/2／オリーブオイル　大1.5

作り方

1 ハトムギを軽く洗い、20分ほど柔らかくなるまで茹でる。茹であがったらザルにあけて水気をとばしておく。
2 グリンピースとピーマンのピュレを作る。ピーマンは種を取りスライス、タマネギは皮を剥きスライスする。小鍋にオリーブオイル（大1/2）をひいてタマネギを中弱火で炒め、しんなりしたらピーマンとグリンピースを入れ中火で炒める。水、コンソメ、塩コショウ、タイムを入れて軽く中火で煮る。
3 タイムを取り除き、ブレンダーにかけて滑らかにし、生クリームを混ぜ合わせ完成。
4 小さなボウルにオリーブオイル（大1.5）と抹茶を混ぜ、そこに茹でたハトムギを入れて混ぜる。レモンは皮をすっておく。
5 スズキに塩·コショウし、フライパンにオリーブオイル（大1）をひいて中火で両面ソテーし、バットに移しておく。
6 皿にピュレをひき、その上にスズキをのせる。4のハトムギ入り抹茶オイルを垂らし、レモンの皮を添えて完成。

薬膳ポイント

［スズキ］体内の余分な水を排出·消化器官を整える
［ハトムギ］消化器官を整える·重だるさの原因となる湿気を排出·排膿
［グリンピース］消化力向上·重だるさの原因となる湿気を排出

メロンとローズマリーのムース

材料
メロンの果肉　250ｇ／ローズマリーの葉　1/2～1枝分／ゼラチン　5ｇ／豆乳　60mℓ／生クリーム　100mℓ／砂糖　20ｇ　トッピング：アーモンドスライス／生クリーム／ミント／エディブルフラワー

作り方
1 メロンの果肉とローズマリーの葉、豆乳、砂糖をミキサーにかける（メロンの甘さで砂糖を調整）。
2 生クリームを角が立つまで泡立てる。
3 ゼラチンを大さじ1の水でふやかす。
4 小鍋に1を入れ火にかけ、沸騰直前で火を止める。ふやかしたゼラチンを入れて溶かす。
5 4をボウルに移し、氷水で冷やして人肌くらいまで冷ます。
6 2の生クリームを2回に分けて入れ混ぜ、器や保存容器に入れて冷やし固める。
7 トッピング用の生クリームを泡立て、トッピングを飾り完成。
※エディブルフラワーがない場合は、好みのフルーツなどを添えても綺麗です。

薬膳ポイント

［メロン］重だるさなどの原因となる体内の余計な湿気を尿として排出・必要な潤いを補う
［豆乳］先天的虚弱やストレスなどにより損傷したものを補う・排尿障害を改善する
［ローズマリー］消化促進・循環促進・神経調和・抗鬱・健胃・美肌

ナスとタイムのポタージュ

材料
ナス　約3本（300ｇ）／タマネギ　80ｇ／タイム　2～3枝／水　400mℓ／豆乳　50mℓ／塩　少々／オリーブオイル　大1／顆粒コンソメ　小2　トッピング：生ハム／オリーブオイル／タイム

作り方
1 ナスはヘタを取りスライスして、水にさらしておく。タマネギは皮を剥きスライスする。
2 鍋にオリーブオイルをひき、タマネギを中弱火で炒める。しんなりしたら、水を切ったナスを入れ中火で炒める。
3 水とコンソメ、タイムの葉を入れ、蓋をして野菜が柔らかくなるまで弱火で煮る。
4 トッピング用の生ハムを準備する。適当な大きさにちぎった生ハムをオリーブオイルで中火でカリッと焼く。
5 3の粗熱を取り、ミキサーにかけ滑らかに攪拌する。鍋に戻し入れ温める。豆乳、塩で調味する。
6 器にスープをよそい、4の生ハム、オリーブオイル、タイムを添えて完成。

薬膳ポイント

［ナス］重だるさなどの原因となる湿を尿として排出・むくみ解消
［タマネギ］水分代謝がうまくいかずに生じた水の淀みを解消・体内の老廃物や病邪のもとを取り除く
［タイム］消化器官を温め働きを良くする・咽頭痛・頭痛にも効果

Column

プレ更年期から取り入れたい、ホルモン力アップの食材

中医学においてホルモンは腎と関係が深く、生殖機能や成長発育に関しても腎の力が左右すると考えます。

月経不順や更年期障害などホルモンに関わるトラブルの原因にも腎の問題が挙げられます。

女性の身体はつねに変化しています。初潮を迎えると月経周期が始まり、妊娠すれば胎児を宿した身体になり、出産すれば胎児のいない身体へ、そして閉経を迎えた身体へ……というように変化が激しく、体内がとても揺れやすいのです。

更年期とは身体を更新する時期。女性の身体は7年ごとに節目がおとずれるといわれていますから、49歳前後の更年期は月経のある身体から、ない身体への変化のときです。その「体の揺れ」にどしっと構えて立つ力があれば身体も心も安定します。その力は生命を支える腎、肝、血の状態が大きく関係します。それぞれに不足や滞りが

あると、気・血・水のバランスが崩れ、情緒不安定やホットフラッシュなど、いわゆる更年期症状を引き起こしやすくなります。

腎の力が落ちてくると、疲れやすくなったり、下半身の倦怠感が出て姿勢もだんだんと前かがみになってきます。

さらに肝の血やパワーが足りなくなると、だるい、やる気が出ない、仕事がはかどらない、同時にいろんなことができなくなる、などの症状が出やすくなります。

女性はそもそも血が不足しがち。血が足りないと、不安になりやすく、自分を情けなく感じてしまったり、音に敏感になり睡眠の質も落ちてしまいます。

また、血の不足は、ホットフラッシュや肩こり、眼のこり、偏頭痛などの症状が出やすくなります。

だからこそ、腎、肝、血を同時にケアすることが更年期では大切です。

腎と肝の力を補うには、まずしっかり睡眠を取ることです。食事は黒ゴマ、黒豆など黒いものやベリー類など赤いもの、そして血を貯蔵する肝に、より多くの血を導く手助けをする酸味のある食材をあわせて摂ると良いでしょう。

更年期は長いと10年程続くものです。食事や睡眠など日常的な努力できちんと腎と肝をカバーしておくことで老化の速度をゆるやかにし、更年期の症状を軽くすることができます。

更年期にケアしなければならないもの

1 腎……生命を支える根源。生殖、成長発育、老化に関わる。

2 肝……情緒や気分に関係。肝の気のめぐりが滞るとイライラしたり、便秘や食欲のムラが出てきたりする。

3 血……血は皮膚へも栄養を届けている。血虚（血が足りない）になると敏感肌になりやすく、皮膚が薄くなって弱い肌に。精神的にも不安になりやすい。

腎の力を強める食材（ホルモン力アップ）

山芋　黒豆　黒ゴマ　栗　胡桃　クコの実　葡萄　黒きくらげ　海苔　エビ
ウナギ　ムール貝　骨ごと食べる魚　赤身の肉類　骨付き肉
オイスターソース　など

肝の力を強める食材

苺　クコの実　葡萄　ブルーベリー　プルーン　イワシ　スズキ　ムール貝
牛筋　など

ホットフラッシュ、のぼせがあるときに良い食材

・余計な熱を冷まし、潤いを補う食材

貝類（アサリ　アワビ　牡蠣　ハマグリ　ホタテ　など）海藻類　瓜類（スイカ　冬瓜など）豆乳　豆腐　湯葉　豚肉　卵白　など

・肝の気の高ぶりを静める食材

セロリ　セリ　トマト　ピーマン　菊花　貝類　など

※香辛料は控えめにすること

45歳前後には、プレ更年期がはじまります。なるべく早い時期から腎と肝の力を高めること、気・血・水を満たして流すことを意識した食生活をスタートするのがベター。きちんと養生していれば、更年期本番に入ったときに不調の度合いが違うはずです。いつまでも女性として内面から美しくあるためにも、ホルモン力をアップすることは大切です。こうしたことが、心のゆとりにもつながっていくのだと思います。

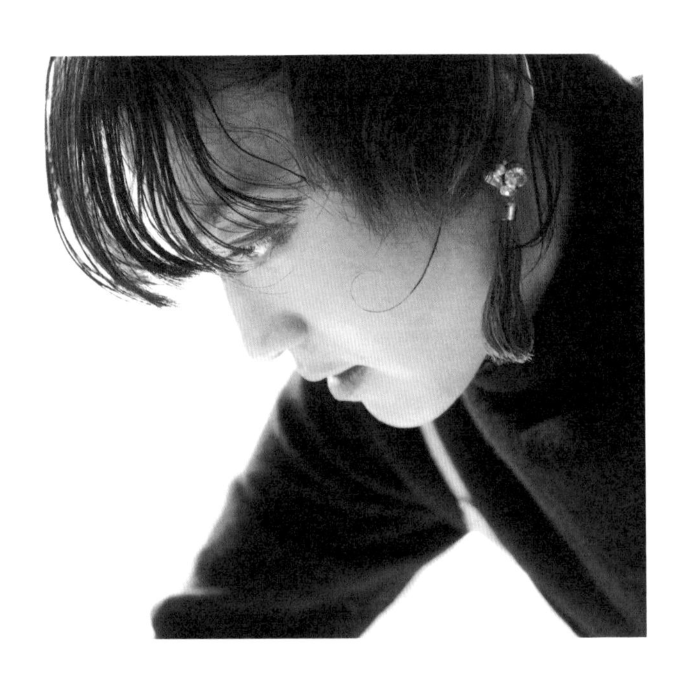

Chapter 3

すっきりスリムに
なりたいなら、
胃腸活を
はじめませんか

今、さまざまな視点から「腸」の重要性が話題になっていますよね。まさに、「腸活」ブームです。

「欲得長生　腸中常清（長生きしたければ、腸の中をいつもきれいにしよう）」という言葉があります。また、中国には、健康かどうか診断するときの基礎的な考え方に「三快」があります。これは、快眠・快食・快便のこと。身体の不調はしばしば便秘として表れますから、毎日お通じがあることはとても重要です。

「腸活」より「胃腸活」を

ここで、私が提案したいのは、「腸活」よりむしろ「胃腸活」です。

中医学は全体を通して見る医学です。身体の一部分だけでなく、五臓六腑の全ての機能、さらに季節や生活環境……複合的な視点で見ていきます。

ですから、腸だけにフォーカスすることはありません。

腸は「口から肛門まで抜ける一本の管」と考えます。この管をきちんと通していくことが中医学における腸活です。

消化は飲食物を口に入れた瞬間から始まります。きちんと唾液を出してよく噛み、飲食物を胃におろす。胃で消化し、さらに腸へとおろしていきます。腸で水分や栄養分を吸収し、その残りが排出されます。

この流れをきちんと通すことが、私は腸活だと考えています。腸内環境を整えることだけに目を向けるのではなく、きちんと唾液を出して噛んでいるか、胃の働きは正常かどうかをまず最初に見ることが必要です。そもそも胃の力が弱ければ、食物をきちんと消化しきれず、腸におろす前に胃でつまずいてしまいます。口↓胃↓小腸↓大腸まで、食物を滞りなく運ぶことが大事です。私が「胃腸活」を提案する理由がここにあります。

では、みなさんの現在の胃腸のコンディションはどうでしょうか？

これから記す味覚、食欲、消化能力、排出について、自分の状態をチェックしてみて下さい。

❶ 味覚―口が甘い、口が苦い、口がしょっぱいなど、味覚に異常を感じる場合は、内臓のどこかに問題があるかもしれません。胃腸だけでなく、他の臓のケアも必要です。参考として、次の例を挙げておきます。

□ 口甘（食物を甘く感じる）↓脾／消化力に問題あり
（過度なダイエット、過食も原因のひとつ）

□ 口苦（食物を苦く感じる）↓肝・心に問題あり
（ストレスなどで、肝や心に熱が発生）

□ 口鹹（食物をしょっぱく感じる）↓腎に問題あり

（老化、過労、睡眠不足などが原因）

□ 口酸（食物をすっぱく感じる）↓肝・脾／消化力に問題あり

（ストレス、食欲不振・過食など）

□ 口淡（食物の味を感じにくい）↓脾／消化力に問題あり

（飲食不摂生、慢性疾患など）

次の❷から❹までで気になるところがあれば、胃腸の働きに問題があると考えられます。

❷ 食欲

□ たくさん食べてもすぐお腹がすいてしまう

□ 少量でお腹いっぱいになる

❸ 消化能力

□ 食後、胃のあたりがつかえて苦しい

□ いつもガスがたまった感じがする

□ 触ってみると胃腸が固い

□ 胃腸が痛むことがある

❹ 排出
□ 便秘がち
□ 下痢気味

胃腸活の第一歩は、胃のコンディションを整えることです

胃の役割は、飲食物の受け入れと消化をすること。きちんと働いていれば、ちゃんとお腹がすきます。食欲の状態は胃の症状に直結しており、食欲不振や食欲過多は、胃の不調を表すサインです。胃が不調で消化したものがきちんと腸へおろせない状態だと、しゃっくり・ムカムカ・便秘などを引き起こします。

オーガニックフードやスーパーフードなど食材にこだわったとしても、胃がしっかり働いていなければ、栄養を十分に吸収することができず、未消化物となり不調を引き起こしかねません。先に述べた気・血・水も、飲食物を胃腸で消化吸収することから生み出されます。

生命を支える力を把握するのにバイタルサインがあります。西洋医学でいえば「脈拍・呼吸・血圧・体温」です。冒頭でもお伝えしましたように、中医学ではこれが「快眠・快食・快便」となります。この3つのうち2つ、快食・快便が胃腸の状態を表し

ています。女性が抱える悩みには頭痛、むくみ、月経トラブルなどいろいろありますが、まず命を支える根本的な力＝胃の力を整えることが大切です。

薬膳も薬も、口から入ります。それを最初に受け止めるのは「胃」。添加物は必ずしも悪いものではありませんが、とても消化しにくく、胃を酷使することになります。ご自身の胃の状態に合わせ、胃を守るような生活をする胃腸活を心がけましょう。

胃腸活に必要な食材

胃の代謝を正常にする

正常な状態であれば、胃の細胞はとても速いサイクルで生まれ変わります。代謝する力（気）と胃や粘膜を作り出す力の両方を補うことが必要です。

代謝する力(気)を補う食材

山芋　桃　椎茸　甘酒　酒粕　など

胃や粘膜を作り出す食材

山芋　キャベツ　黒きくらげ　イカ　貝柱　など

消化力を上げる

前出❷食欲や❸消化能力にチェックの付いた人の消化の負担を軽減する食材

米麹　米ぬか　サトイモ　オクラ　カブ　キャベツ　ダイコン　ニンニク
パセリ　セージ　ディル　ローズマリー　ローリエ　オレンジ　カボス
キウイフルーツ　グァバ　ネーブル　パイナップル　マンゴー　りんご　ゆず
カルダモン　クミン　フェンネル　酢　烏龍茶　など

食べすぎや胃もたれ、むかつき、
水がたまっているような不快感を改善する食材

蕎麦　カボチャ　タマネギ　生大根　パクチー　金柑
橙　桃　ゆず　海藻類　キャラウェイ　など

食後にガスがたまりやすい場合に良い食材

クミン

便通をスムーズにする食材

ハチミツ　ヒヨコ豆　白ゴマ　ナッツ類　アボカド　ゴボウ
モロヘイヤ　エノキ　シメジ　もずく　ゴマ油　など

便秘には5つのタイプがあります

私たちは体内の老廃物を、便から約75％、尿から20％、汗から3％、爪から1％、髪から1％を排出しているといわれています。約75％の老廃物を排出するわけですから、排便はとても重要です。

さて、みなさんの排便はどんなタイプですか。

・便の量が少ない
・排便する日の間隔が長い
・排便にとても時間がかかる
・便意はあるが、息切れや動悸、力んで疲れるなど排便が困難
・毎日の排便時に、不快感や違和感などがある

右のような傾向がひとつでも当てはまれば便秘気味ということになり、前ページに記した便通をスムーズにする食材を取り入れてみるといいでしょう。

さらに、ここでは便秘について、もう少し詳しく見ていくことにします。

便秘に効くとされている食材を試したけど、いまいち効果がなかったという経験は

ありませんか。それはその食材が、あなたの便秘のタイプに合っていなかったということです。たとえば、アロエやセンナ茶は便秘の方にすすめられることが多いですが、いずれも体を冷やす作用があります。腸の中の熱が原因で便秘を起こしている人には向いていますが、冷えのために便秘を起こしている人が飲むとより腸を冷やして、腹痛や下痢をしてしまうでしょう。体質に合わない方法で安易に便秘対策をしたり、やみくもに下剤を使ったりすると根本的な解消につながらず、いつまでも悩みは解決しません。

中医学では気・血・水などあるべきものが足りないことを「虚証」、不要なものがある場合を「実証」とし、便秘のタイプを大まかに次の5つに分けて考えます。症状や原因と、自分の状態とを照らし合わせてみて下さい。

不要なものがある／実証

タイプA 熱秘……熱で腸が乾き、便も乾く

症状

便は乾燥気味

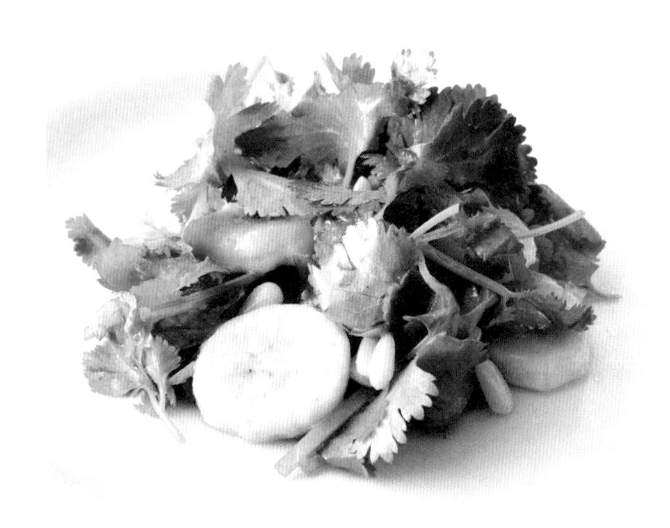

タイプA 熱秘

パクチーとバナナのサラダ

材料
パクチー　60 g／バナナ　1本／松の実　大1
ドレッシング：白ワインビネガー　大1/2／レモン果汁　大1.5／オリーブオイル　大2／ハチミツ　小1／クミンパウダー　小1/2／塩・コショウ　各少々

作り方
1 パクチーを洗い適当な大きさに切る。バナナは輪切りにする。
2 ドレッシングの材料を全てボウルに入れて混ぜ、さらにバナナとパクチー、松の実を加えて混ぜる。
3 皿に盛り付けて完成。

薬膳ポイント

［バナナ］体内の余計な熱を取り除く・腸を潤し通便させる
［パクチー］胃や消化組織内にある未消化物を取り除く
［クミン］整腸作用

尿が少ない　顔が赤い　ほてる　イライラしたり集中力に欠けたりする
落ち着きがなくせっかち
お腹が張る　腹痛　口が渇く　口臭がある　など

原因

過度の飲酒　辛い・脂っこいものを食べすぎ　発熱　など

おすすめ食材

オリーブ　ゆば　アロエ　ゴボウ　ツルムラサキ　パイナップル
バナナ　りんご　桑の葉茶　緑茶　など

タイプB 気秘……便を押し動かす力が滞る

症状

便意はあるが排便が困難
ゲップが多い　食欲不振または暴飲暴食　胸や脇が張る、痛い　など

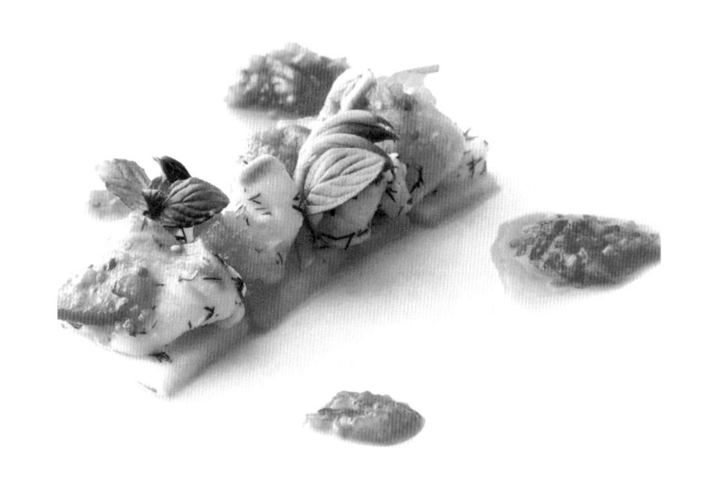

タイプB 気秘

タイのマリネとウド オレンジマスタードソース

材料
タイ（刺身用サク） 120～150 g／ウド 1/4本／水 200mℓ／酢 大1/2
タイのマリネ液：ディルみじん切り 大1／レモン果汁 大1／塩 小1/4 **オレンジマスタードソース**：紫タマネギ 15 g／マーマレード 大1.5／白ワインビネガー 大1／ショウガ搾り汁 小1.5／粒マスタード 小1 **トッピング**：ミント／ウドの穂先（あれば）

作り方
1 ウドの皮を剥き、4 cm位の短冊切りにする。水と酢を混ぜて酢水を作り、ウドを5～10分漬けてアクを取る。
2 タイを5 mm位の厚さに切る。マリネ液の材料を全てボウルに入れ、タイを加えて馴染ませる。
3 ソースを作る。紫タマネギの皮を剥きみじん切りにして、材料を全て混ぜて完成。
4 皿にウドを並べ、その上にタイのマリネをのせる。ソースをかけ、ウドの穂先やミントで飾りつけ完成。
※マーマレードは無加糖のものを使用。加糖の場合は、量を減らしたり白ワインビネガーを増やしたりして調整を。

薬膳ポイント

［タイ］胃腸の働きを整える・消化器官を正常に活動させる
［ディル］気のめぐりを良くする・消化器官の活動を良くし食欲増進・健胃
［タマネギ］気のめぐりを整える・解毒
［オレンジの皮］気のめぐりを整える・消化力向上

原因

ストレス　考えすぎ　運動不足　など

おすすめ食材

米麹　蕎麦　ひえ　カブ　トマト　セロリ　タマネギ　ニンジン
ピーマン　セルフィーユ　ディル　カボス
グレープフルーツ　金柑　みかん　カジキマグロ　など

あるべきものが足りない／虚証

タイプC　気虚秘……便を押し動かす力が足りない

症状

排便する力が不足し、相当にきばらないと出ない
排便後は激しくスタミナを消耗し、発汗、息切れを伴う
便は乾燥傾向
顔色が白い　精神的にも覇気がない　など

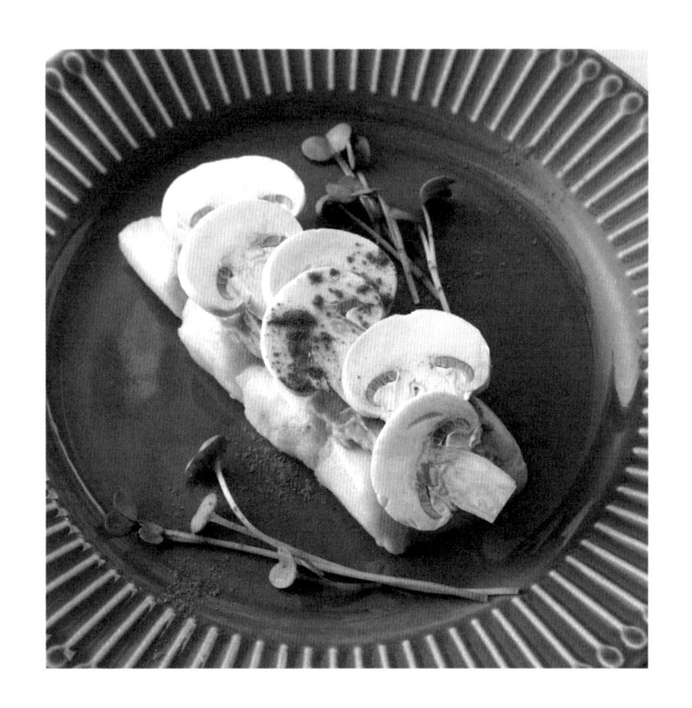

タイプC 気虚秘

鶏ささみの低温調理　栗のソース

材料

鶏ささみ　4本／砂糖　ふたつまみ／塩　ふたつまみ／水　大1強　**トッピング**：塩・コショウ／マッシュルーム　4個／カイワレダイコン　適量／シナモン　適量　**栗のソース**：剥き栗　75g／タマネギ　25g／水　70mℓ／豆乳　大3〜4／顆粒コンソメ　小1/4／オリーブオイル　大1/2

作り方

1 ジッパー付き保存袋などに鶏ささみ、砂糖、塩、水を入れよく揉む。

2 大きめの鍋に水を入れ、沸騰直前まで温める。その中に1を入れ、約30分そのまま置いておく（約65度をキープするのが理想）。

3 栗のソースを作る。タマネギの皮を剥きスライスし、小鍋にオリーブオイルをひき中弱火で炒める。

4 しんなりしてきたら剥き栗、水、コンソメを加え、蓋をして弱火で煮る。

5 4をブレンダーにかけ、様子を見ながら豆乳でのばし完成。容器に移しておく。

6 マッシュルームは薄くスライスし、カイワレダイコンを洗っておく。

7 2ができたら食べやすい大きさにスライスし皿に盛り付ける。その上に栗のソースをのせる。

8 マッシュルームのスライス、カイワレダイコンを飾り、シナモンを振りかけ完成。

薬膳ポイント

［鶏肉］消化器官を温め気を補う・生命力を作り出す力を補う
［マッシュルーム］生命力を高める
［栗］生命力を高める・消化力向上

原因

過労　運動不足　産後の弱り　加齢による弱り　など

おすすめ食材

サトイモ　山芋　ナッツ類　エシャロット　カボチャ　シソ
タマネギ　ピーマン　ディル　カボス　金柑　すだち　みかん
桃　シシャモ　赤身の魚　赤身の肉類　甘酒　酒粕　など

タイプD 血虚秘……血が足りず腸を潤すことができなくて、便が乾いている

症状

便が乾いている
顔色が悪い　めまいや動悸がする　など

原因

過労　寝不足　産後の弱り　加齢による弱り　など

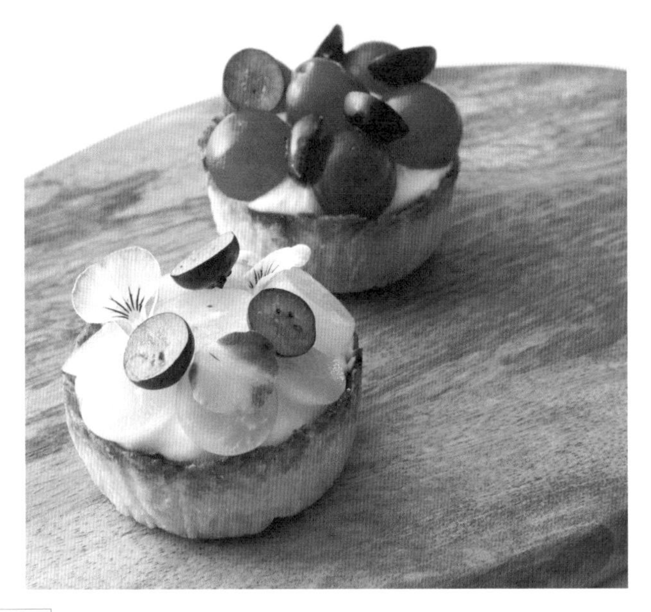

タイプD 血虚秘

グルテンフリーのエッグタルト

材料／直径5cm×6個分
タルト生地：米粉　40g／アーモンドパウダー　30g／片栗粉　10g／太白ゴマ油　大2／豆乳　大1.5／砂糖　小2／塩　少々　**アパレイユ**：卵黄　2個分／砂糖　30g／生クリーム　100mℓ／豆乳　50mℓ／バニラエッセンス　3滴／ラム酒　小1／葛粉　大1　**チーズクリーム**：マスカルポーネ　80g／生クリーム　50g／砂糖　小1〜　**トッピング**：葡萄／ブルーベリー／エディブルフラワー

作り方

1 タルト生地を作る。粉類と砂糖、塩をボウルに入れ混ぜる。豆乳、太白ゴマ油を入れてフォークで混ぜる。ひとまとまりになったら、6等分にして焼き型に張り付ける。
2 アパレイユを作る。葛粉を豆乳で溶かしボウルへ入れる。卵黄以外の材料も入れ混ぜる。
3 2を小鍋に入れ弱火にかける。泡立て器などでかき混ぜながら様子をみて、とろりとしたらすぐに火からおろす。
4 ボウルに卵黄を入れ溶きほぐし、粗熱を取った3を入れて混ぜる。ダマができたらザルなどで漉す。
5 1のタルト生地に4を入れ、230度に予熱したオーブンで約15分焼く。焼けたら粗熱を取る。
6 トッピングの準備。チーズクリームを作る。ボウルに生クリームと砂糖を入れ角が立つまで泡立てたら、マスカルポーネを混ぜ冷やしておく。葡萄とブルーベリーは半分にするかスライスしておく。
7 タルト台にチーズクリームをのせ、トッピング類を飾りつけ完成。

※タルト生地の片栗粉はコーンスターチで代用可。
※アパレイユのラム酒とバニラエッセンスはなくても可。
※トッピングのエディブルフラワーはなくても可。

薬膳ポイント

［タマゴ］血を補う・潤いを補う・生命力をつける
［葡萄］血を補う・血の貯蔵や生成に関わる肝腎を養う
［ブルーベリー］血の貯蔵や生成に関わる肝腎を養う・血のめぐりを良くする

おすすめ食材

米麹　小豆　黒豆　カシューナッツ　ピーナッツ　松の実　枝豆　コマツナ　ツルムラサキ　ニラ　パセリ　ナツメ　葡萄　ブルーベリー　プルーン　シメジ　マグロ　赤貝　シジミ　ムール貝　肉のレバー　鶏卵　など

タイプE 冷秘……身体が冷えて腸が固まり、動きが悪い

症状

排便困難
尿が薄く量が多い　顔色が白い　手足が冷える　お腹が冷えて痛い　など

原因

もともと気（体力・エネルギー）が不足していて温める力が足りない

おすすめ食材

胡桃　黒ゴマ　ショウガ　ニラ　ニンニク　ネギ　ラッキョウ　タイム　エビ　鶏肉　味噌　クローブ　山椒　シナモン　フェンネル　など

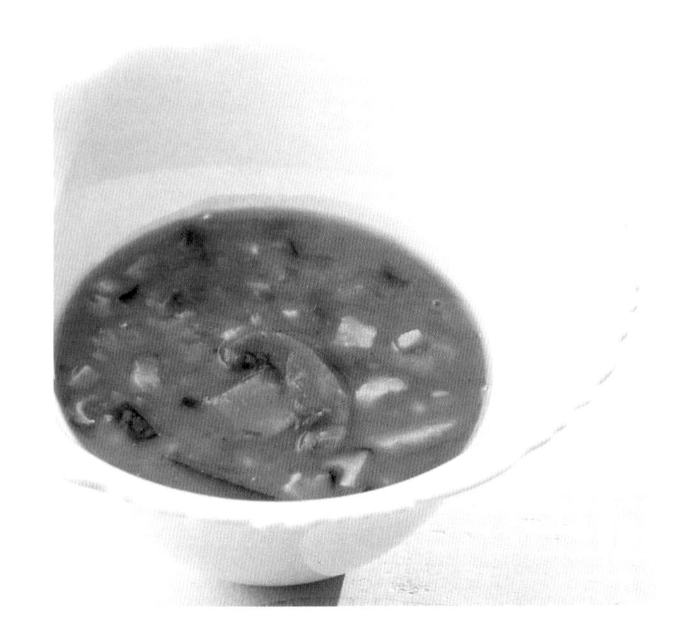

タイプE 冷秘

キノコとカボチャのカレースープ

材料

カボチャ　正味300ｇ／シイタケ　4個／シメジ　1/2パック／マッシュルーム　6個／タマネギ　120ｇ／ハトムギ　大2／ショウガ　8ｇ／カレー粉　小1.5／クミンシード　小2／顆粒コンソメ　小2.5／塩・コショウ　適宜／水　500mℓ／オリーブオイル　大1

作り方

1 カボチャは半分皮を剥き、半分皮つきのまま全て一口位の大きさに切る。タマネギは皮を剥きみじん切り、ショウガもみじん切りにする。シイタケ、シメジは石づきを取り粗みじん切りにし、マッシュルームは大きめにスライスする。ハトムギは水に浸しておく。

2 鍋にオリーブオイルをひき、ショウガとクミンシードを入れて炒める。香りが出たらタマネギとハトムギを加え、しんなりしてきたらキノコ類とカボチャを入れてさらに炒める。

3 水、コンソメ、カレー粉を入れて蓋をして弱火で煮る。

4 野菜が柔らかくなったら、少しカボチャを潰す。必要であれば塩・コショウで味を調える。

5 器にスープをよそい、タイムを添えて完成。

薬膳ポイント

［カボチャ］消化吸収器官のはたらきを高め気を補う・体内の老廃物や病邪のもとを取り除く
［シイタケ］気を補う・体内毒素の排出を助ける
［シメジ］通便
［ターメリック］気血のめぐりを良くし体を温める
［クミン］整腸・健胃・気のめぐりを良くする
［タイム］消化器官を温め正常に活動させる
［ハトムギ］消化力向上・消化不良のために溜まってしまった余計な湿気を尿として排出

Column

あなたの不眠を助ける食材は？

日本女性の睡眠時間は世界的にもワースト級の短さだとか……。不眠に悩んでいる方はとても多く、本来は身体を休める睡眠に対してストレスを感じている方も少なくありません。

不眠の定義は、程度の違いはありますが正常な睡眠を得られないこと。タイプとしては、入睡困難、物音やトイレなどで起きてしまう中途覚醒、高齢者に多く見られる早期覚醒などが挙げられます。

軽い場合は、寝つきが悪い、目覚めやすい、眠ったり起きたりを繰り返すなど。重い場合になると、一睡もできないこともあります。

なお、単純に睡眠時間にばかりとらわれる必要はありません。熟睡した感覚や爽快感などの感覚も質の良い睡眠の目安になります。

中医学においても、不眠は病気ととらえます。そのため、中医師が原因や症状を分析し、個々に応じた対策をとっていきます。
ここでは、女性たちによく見られるタイプを大きく4つに分けて、薬膳師という立場から、意識的にとっていただきたい食材をご紹介します。

4つの不眠タイプ

1 イライラタイプ

仕事や対人関係、家族のことなど避けられない環境の中で大きなストレスを抱え、イライラして眠れない、あるいは、そのストレスについて考えすぎて眠れないタイプ。また、明日早く起きなければならない、絶対遅刻できないなど、考えるだけで緊張してなかなか寝付けなかったりします。

おすすめ食材…菊花　ゴーヤ　春菊　セロリ　トマト　ピーマン　百合根　ミント
アロエ　金柑　パイナップル　葡萄　ライム　海藻類
貝類　貝殻ごと煮込んだ料理　など

2 せっかち・焦りタイプ

一日中とても忙しくて頭がキャパオーバー状態になり、夜になっても興奮状態が続いて眠れないタイプ。焦燥感にかられやすい傾向も。

おすすめ食材…銀杏　冬瓜　トウモロコシ　百合根　グレープフルーツ

葡萄　ライム　ラベンダー　牡蠣　ハツ　緑茶
貝殻ごと煮こんだ料理　など

3 貧血・虚弱タイプ

過度の疲労や、ささいなことで心配しすぎたり、くよくよ考えすぎたりしてしまい、頭の中でいろんなことがぐるぐるめぐり眠れないタイプ。

おすすめ食材…米麹　ひえ　山芋　カシューナッツ　松の実　カボチャ　黄ニラ
トウモロコシ　ホウレンソウ　モロヘイヤ　ハツ　レバー
赤身の肉　鶏卵　ジャスミン茶　など

4 食べすぎタイプ

会食が続いたり、いつもより食べすぎたり飲みすぎたりすると眠れないタイプ。

おすすめ食材…アルファルファ　カブ　キャベツ　トマト　生大根　オレンジ
カボス　サンザシ　柚子　海草類　タイム　ディル　レモンバーム
ローズマリー　クミン　ラベンダー　びわの葉茶　緑茶　など

きちんと寝る、それが日々の体調や生活の質を支えているのです。

眠りについて右のような心当たりがある人は、まずは食材選びからはじめてはいかがでしょうか。

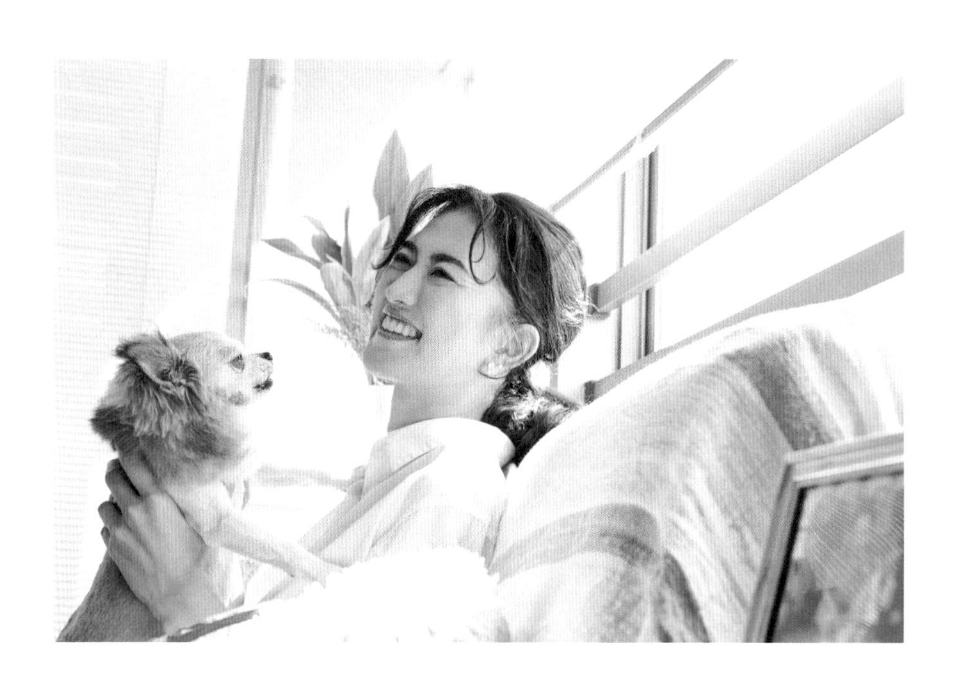

Chapter 4

忙しくても家族の
健やかさを守る！
簡単＆作り置きで
毎日薬膳

1 素材感は統一し、サイズ違いの白いお皿を数枚に、グレーをプラス

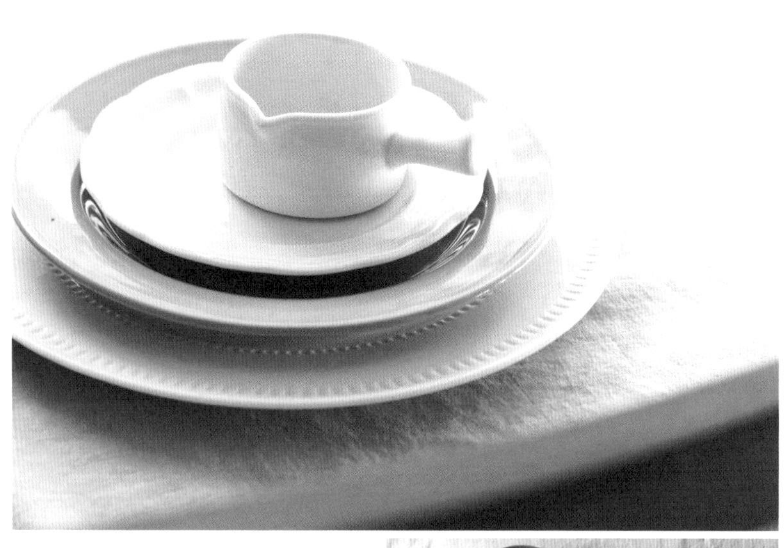

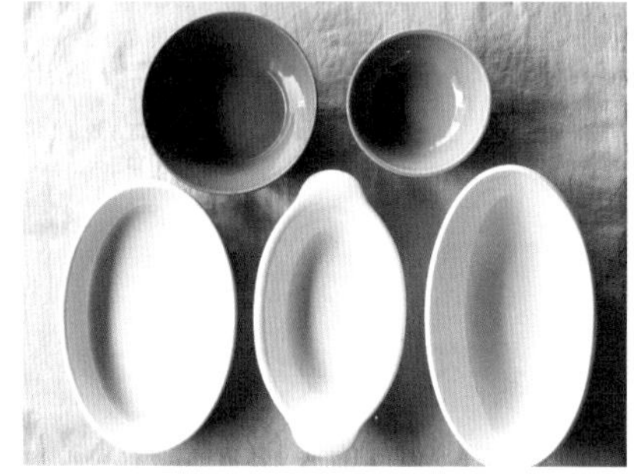

お気に入りのお皿を持っていると、料理をする気分もいっそう楽しくなります。テーブルに並べたときの雰囲気を統一しやすいように、まずは、好みの素材感の白いお皿を、サイズ違いやちょっとしたデザインに変化のあるもので揃えておくといいと思います。たとえば、メインディッシュ用の大きめのディナープレート、20センチ前後のデザートプレート、サラダボウル、そして取り分け用の小皿に、ディップやソースを入れるスフレカップなどがあると便利です。グレーのお皿やオーバル形、かわいらしい豆皿をプラスしておくと、テーブルの表情が豊かになります。

2　あると便利なのが、ビッグサイズのトレー

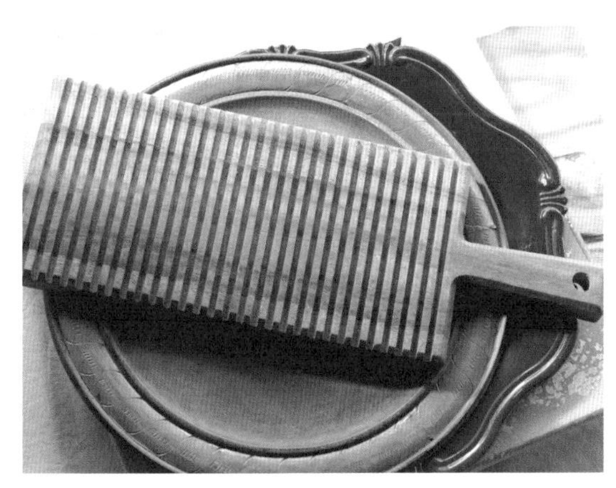

私がたくさん持っているのが、ビッグサイズのウッドボードです。キッチンツールを扱うお店をこまめにのぞいたり、海外へ行ったときは料理本とウッドボードを必ずチェックしたりします。一番大きなものは長さが40センチくらい。縁がゴールドの丸いお盆は直径32センチほど。お皿と違って、ちょっと遊びのあるデザインのほうが楽しいですね。おつまみ、フルーツ、チーズ、パン、ケーキなどをのせて。

3　ホームパーティーを楽しく演出する工夫

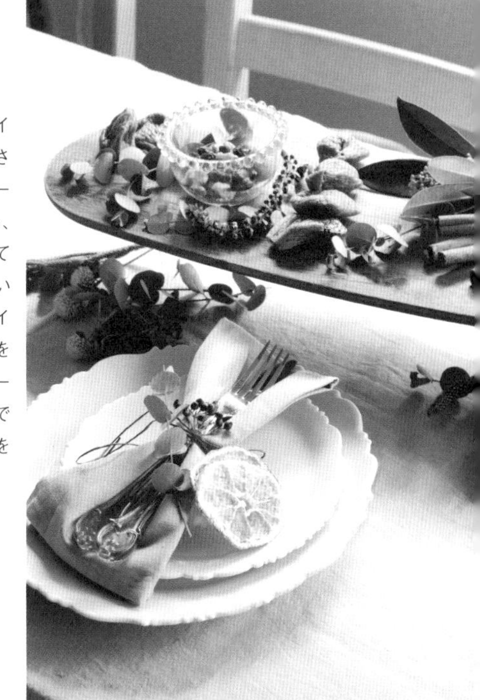

ホームパーティーのテーブルを華やかに演出するポイントは、高さとびっしり感！　そして、色です。高さを出すには、小皿やカップを台にして、上にウッドボードやお皿を重ねるだけ。テーブルに隙間ができたら、小さなコップに入れた花を飾ったり、季節に合わせてグリーンや木の実などを無造作に散らすのもかわいいですよ。色を足したかったら、フレッシュでもドライでもフルーツを使って、テーブルのカラートーンをコーディネートしてみましょう。最後に、カトラリーをテーブルクロスの色に合わせたペーパーナプキンで包み、アクセントにリボンで結べば、歓迎の気持ちを表すことができます。

盛り付けは愛情をこめて フレンチ風に

1 メインは2か所に分けてみる。ソースは添えるように

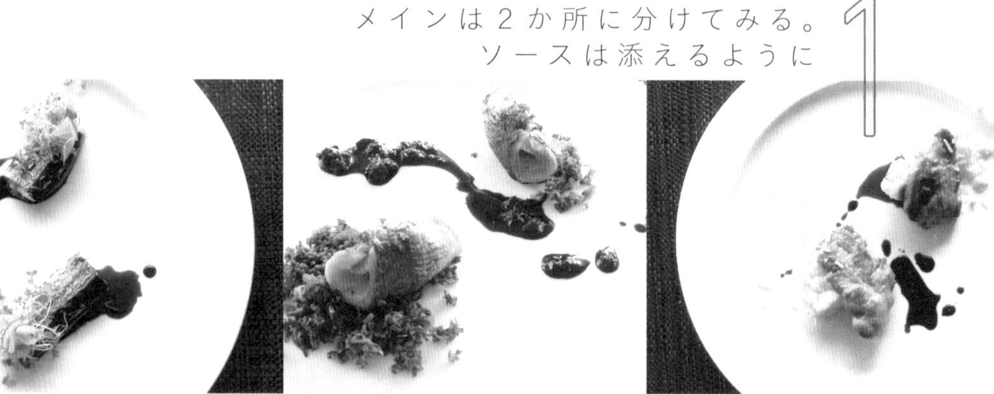

2 スープのトッピングは真ん中ではなく、少し、ずらしてみる

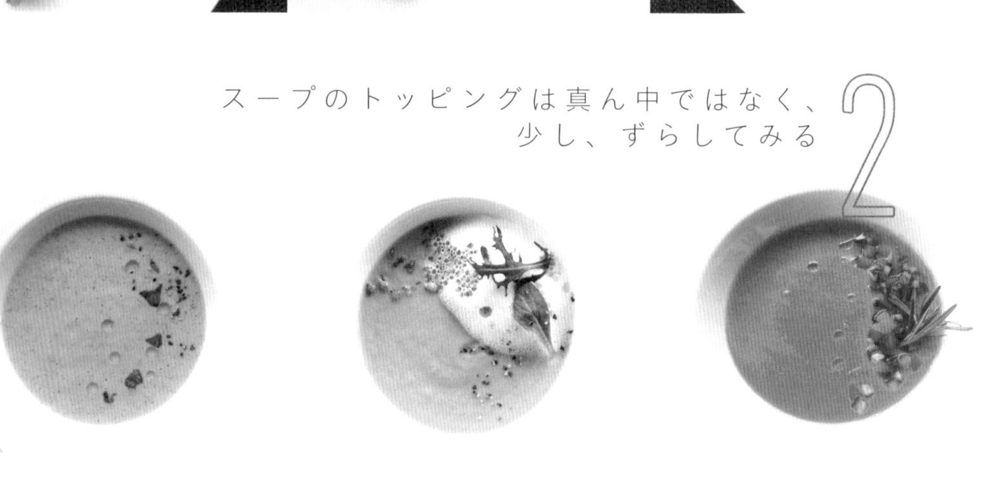

3 ハーブはジグザグに散らす

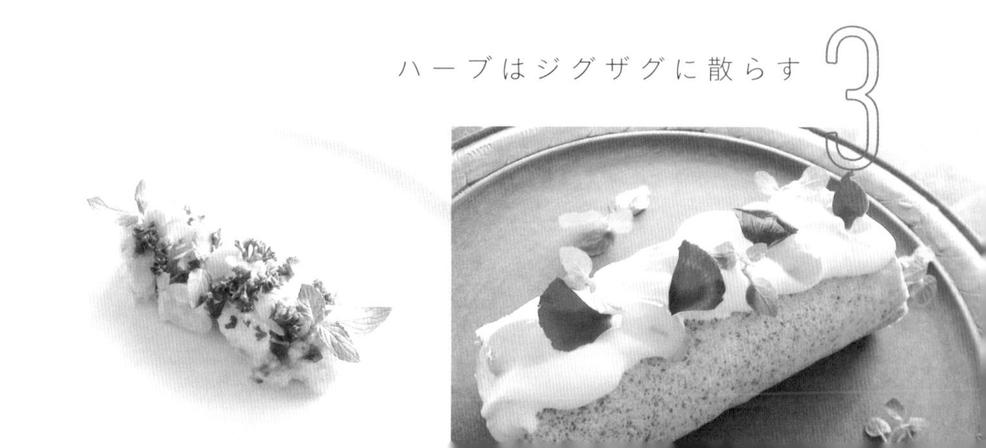

4 季節感を盛り込んで

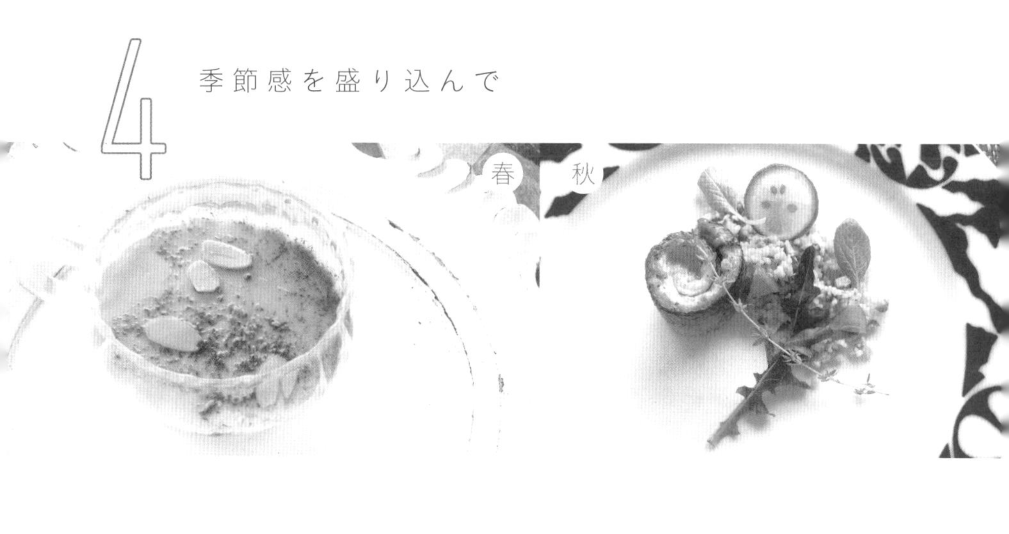

5 お弁当は5色を意識

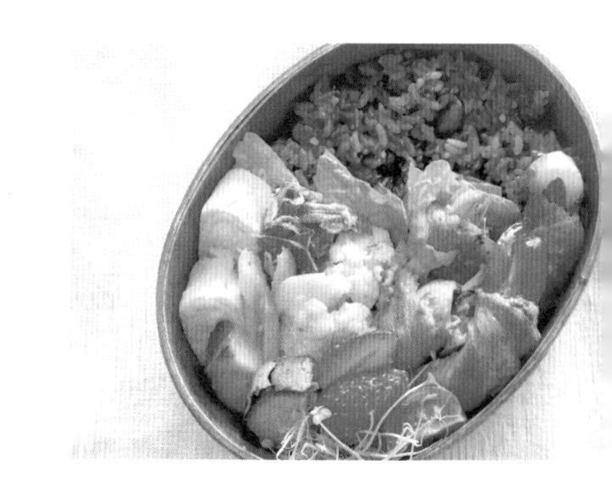

6 5色の作り置きで、いつでもバランスよく

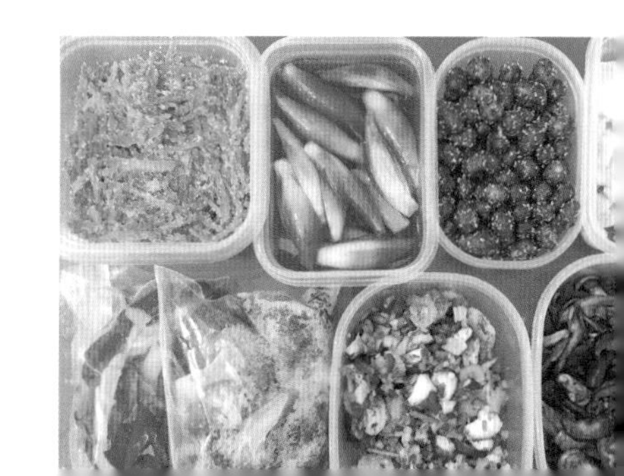

作り置きひとつで、手間をかけずにメインにアレンジ

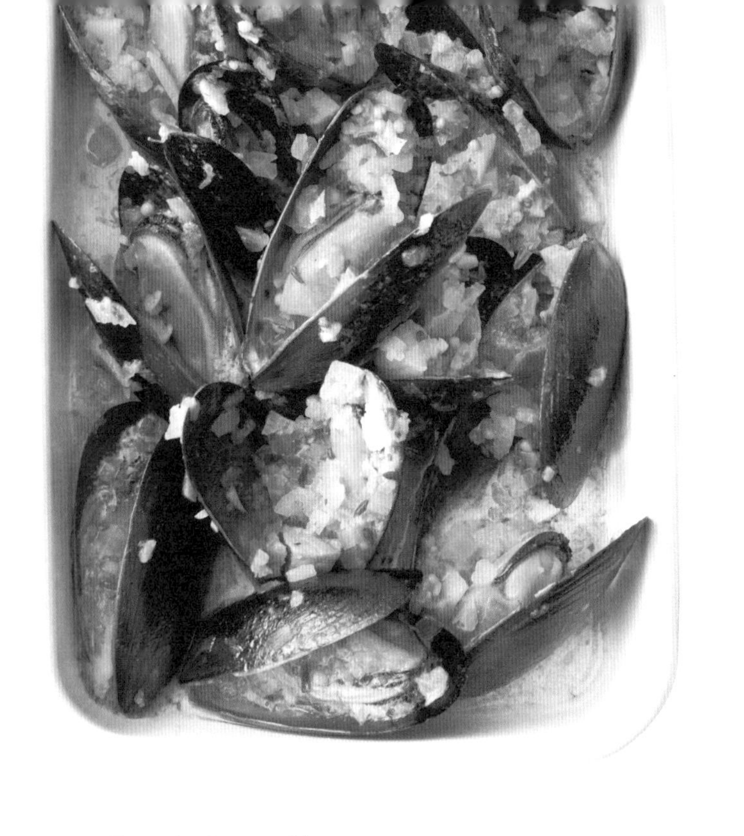

ムール貝のクリーム煮　冷蔵で4日間程度、保存可能

材料
ムール貝　250～300 g／タマネギ　80 g／セロリ　60 g／ベーコン（あればブロック）　40 g／白ワイン　50mℓ／生クリーム　70mℓ／豆乳　大2／オリーブオイル　大1／クミンシード　小1/2／マスタードシード　小1/2／ローリエ　1枚／ニンニク　1かけ／塩・コショウ　適宜　**トッピング**：生クリーム　80mℓ／粒マスタード　大1

作り方
1 ニンニクとタマネギは皮を剥いてみじん切り、セロリもみじん切りにする。ベーコンは小さく切る。ムール貝は洗っておく。
2 フライパンにオリーブオイルをひき、ニンニク、クミンシード、マスタードシードを弱火で炒める。香りが立ってきたら、タマネギとセロリ、ベーコンを入れて炒める。
3 2にムール貝と白ワインを入れて蓋をして中火で蒸し煮にする。
4 ムール貝に火が通ったら、豆乳、生クリームを入れて馴染ませる。味をみて必要なら塩・コショウで調え完成。

※トッピング用の生クリームは泡立てたら粒マスタードを混ぜ、食べるときに添える。
※ブロックベーコンがあれば1cm角にする。　※冷凍のボイル済みムール貝でも可。

薬膳ポイント

［ムール貝］血や潤いを補う・温める力そのものを強くする・生命力をつける
［セロリ］ストレスなどにより亢進状態になった肝の働きを改善し気の滞りを防ぐ・健胃・鎮静・降圧
［クミン］健胃・整腸・気のめぐりを良くする
［パセリ］血のめぐりを良くする・停滞した血を流す・血を増やす

〈アレンジ〉パスタ

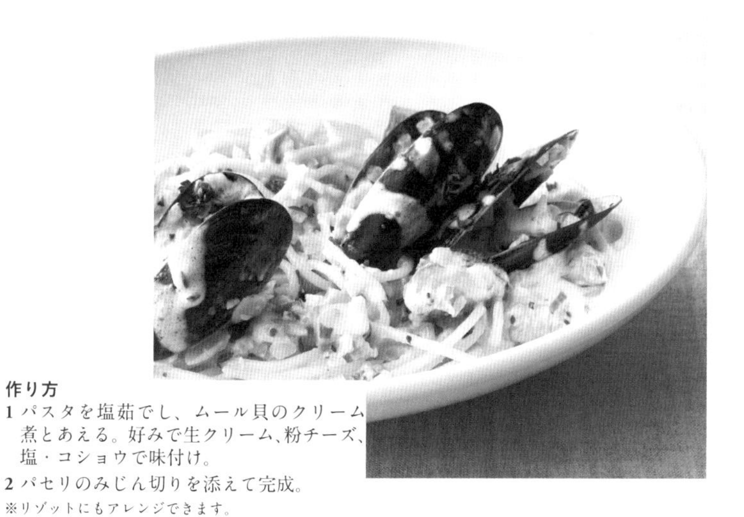

作り方

1 パスタを塩茹でし、ムール貝のクリーム煮とあえる。好みで生クリーム、粉チーズ、塩・コショウで味付け。
2 パセリのみじん切りを添えて完成。

※リゾットにもアレンジできます。

〈アレンジ〉スープ

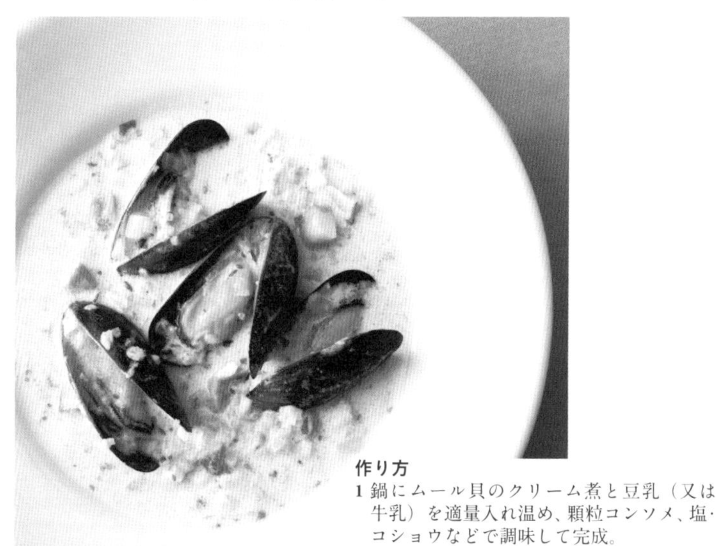

作り方

1 鍋にムール貝のクリーム煮と豆乳（又は牛乳）を適量入れ温め、顆粒コンソメ、塩・コショウなどで調味して完成。
2 器にスープをよそい、パセリのみじん切りを添えて完成。

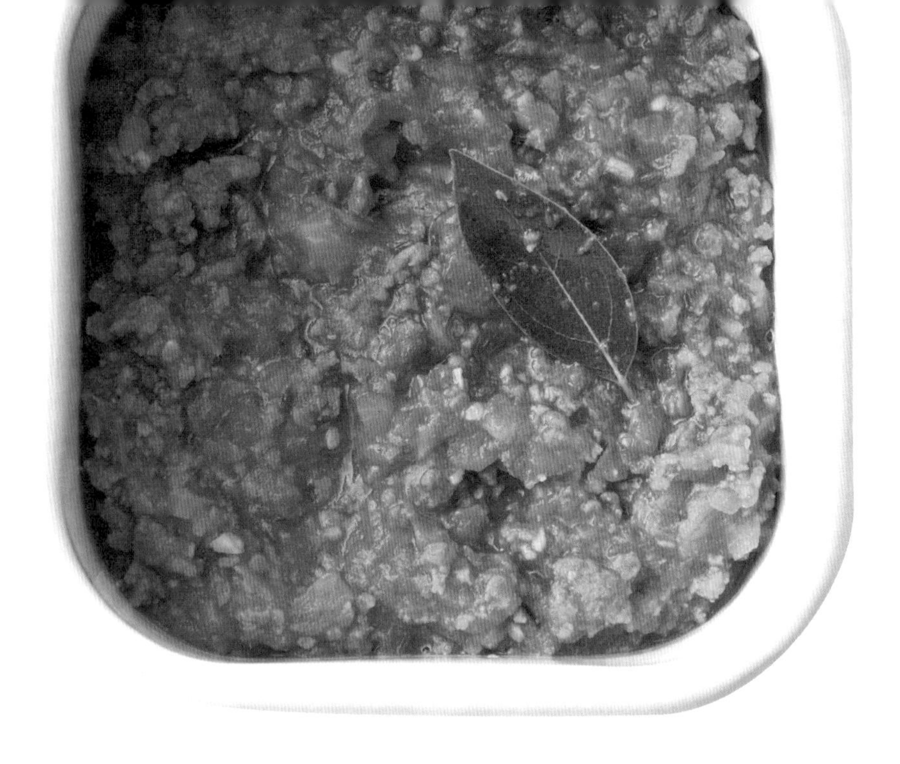

ひき肉のトマト煮　冷蔵で4日間程度、保存可能

材料
合いびき肉　300 g／トマト中4個（正味 500 g）／タマネギ　180 g／ニンニク　2かけ／醤油　小2／塩麹　大2／クミンシード　小4／顆粒コンソメ　小1／ケチャップ　大3／中濃ソース　大1/2／ローリエ　1枚／ナツメグ　少々／オリーブオイル　大1／塩・コショウ適宜

作り方
1 ニンニク、タマネギは皮を剥きみじん切りにする。トマトは湯剥きし、ざく切りにする。トマトの種も捨てずに使う。
2 フライパンにオリーブオイルをひき、ニンニクとクミンシードを弱火で炒める。香りが立ったらタマネギを入れて炒め、しんなりしたら合いびき肉を入れてさらに中火で炒める。合いびき肉の色が変わってきたら、醤油、塩麹、コンソメ、トマト、ローリエ、ケチャップ、中濃ソース、ナツメグを入れる。
3 トマトを潰すように中火で煮て、水分が飛んだら味見をし必要であれば塩・コショウで調味して完成。

薬膳ポイント

[豚肉] 潤いを満たす・乾燥状態を潤す・生命力を司る腎を強める
[牛肉] 消化力向上・気血を補う・筋骨を強くする
[トマト] 体に必要な水分を生み出す・ストレスなどにより亢進状態になった肝の働きを改善

〈アレンジ〉チリコンカン

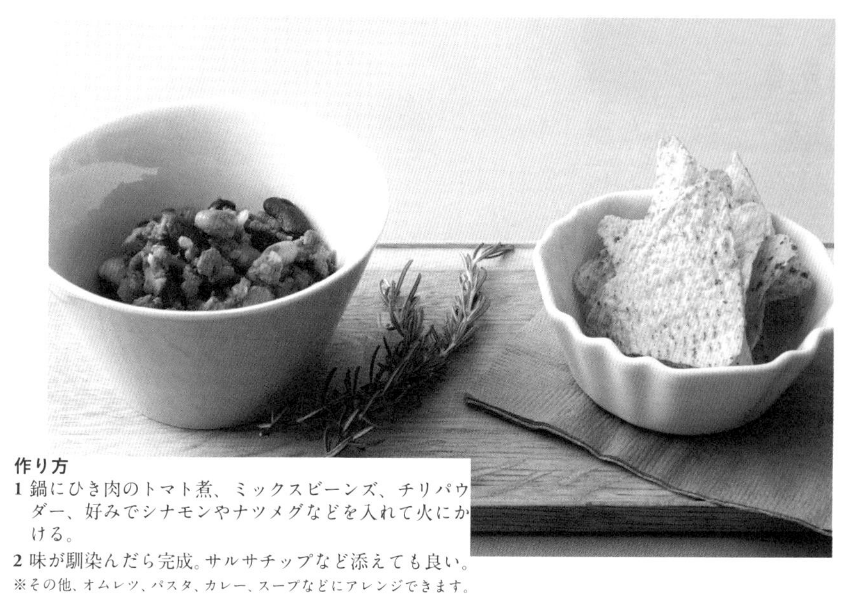

作り方

1 鍋にひき肉のトマト煮、ミックスビーンズ、チリパウダー、好みでシナモンやナツメグなどを入れて火にかける。

2 味が馴染んだら完成。サルサチップなど添えても良い。

※その他、オムレツ、パスタ、カレー、スープなどにアレンジできます。

〈アレンジ〉グラタン

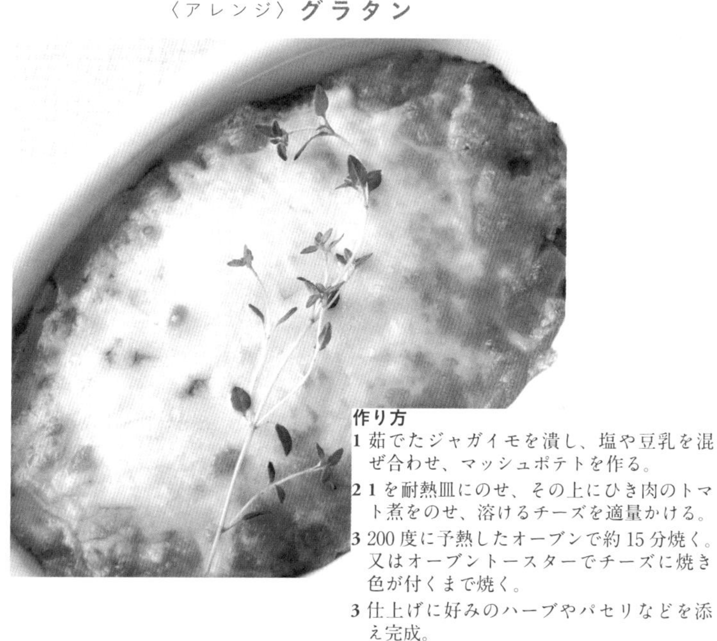

作り方

1 茹でたジャガイモを潰し、塩や豆乳を混ぜ合わせ、マッシュポテトを作る。

2 1を耐熱皿にのせ、その上にひき肉のトマト煮をのせ、溶けるチーズを適量かける。

3 200度に予熱したオーブンで約15分焼く。又はオーブントースターでチーズに焼き色が付くまで焼く。

3 仕上げに好みのハーブやパセリなどを添え完成。

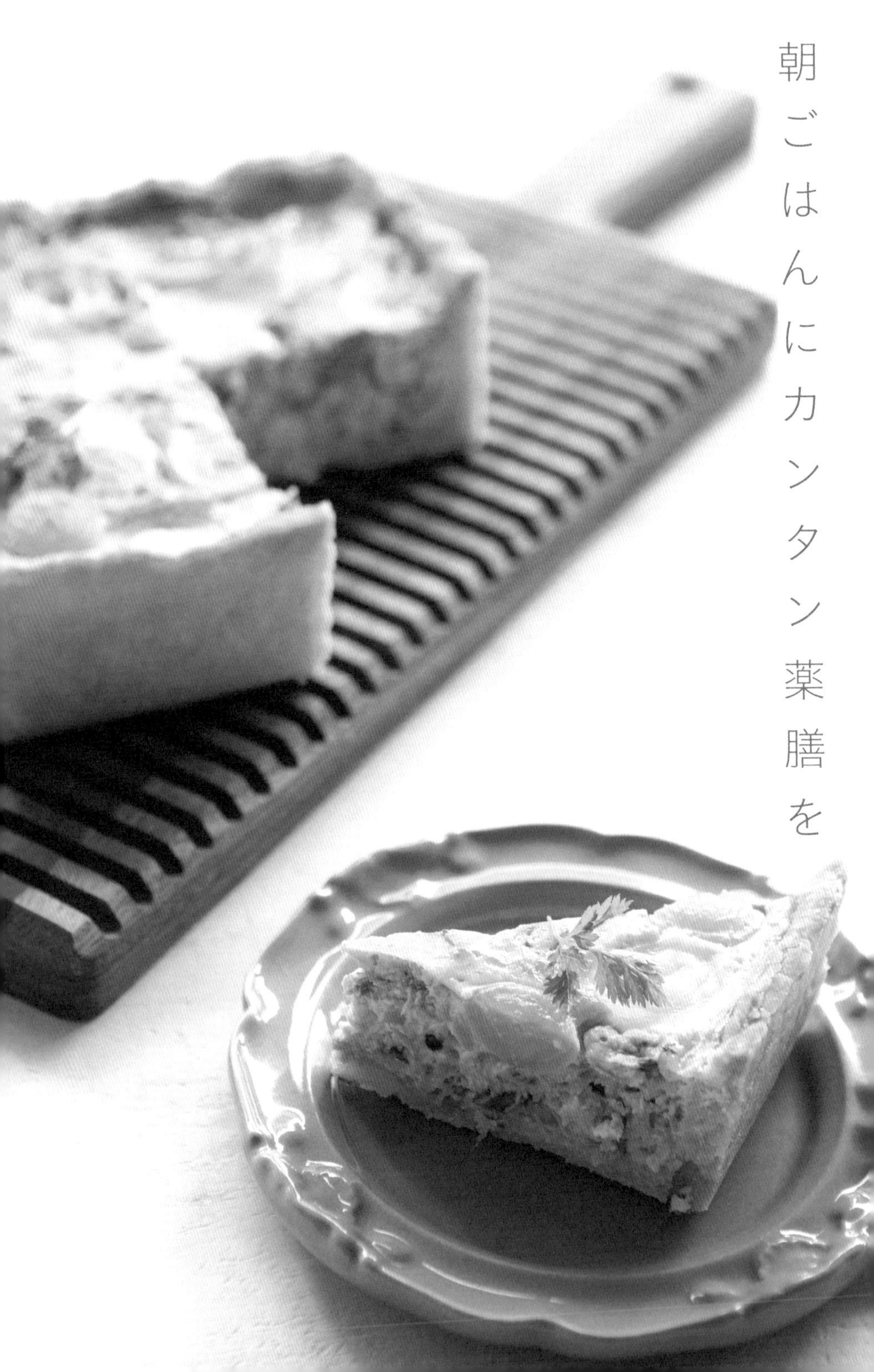
朝ごはんにカンタン薬膳を

桜エビと葡萄のグルテンフリーココナッツキッシュ

材料／1台分・18×18×5（高さ）cmのスクエア型
生地：米粉　160ｇ／アーモンドパウダー　100ｇ／オリーブオイル　大3.5／豆乳　70mℓ／砂糖　小2／塩　小1/2
フィリング：ココナッツクリーム　150mℓ／生クリーム　50mℓ／タマゴ　2個／タマネギ　60ｇ／桜エビ　15ｇ／シメジ　1/2パック／パクチー　1～2束／水　大2／塩麹　大1／こぶみかんの葉　1枚／レモングラス　2本／オリーブオイル　大1（炒め用）
トッピング：マスカット　5個／モッツァレラチーズ　適量／セルフィーユ
※こぶみかんの葉、レモングラスはなくても可。

作り方

1 生地を作る。ボウルに米粉を入れ、アーモンドパウダーをふるい入れる。塩、砂糖も入れて混ぜたら、オリーブオイルと豆乳を入れてフォークで混ぜる。ある程度まとまったら手でひとまとめにする。
2 キッシュ型にオーブンシートをしき、生地を張り付けていく。フォークで空気穴を刺し、200度に予熱したオーブンで15～20分焼く。
3 フィリングを作る。タマネギは皮を剥きみじん切り、シメジは石づきを取り食べやすい大きさに切る。パクチーはよく洗い、根を切り落としざく切りにする。
4 桜エビをフライパンで乾煎りし、いったん取り出す。同じフライパンにオリーブオイルをひき、タマネギを中弱火で炒める。しんなりしてきたらシメジを入れて炒め、桜エビ、ココナッツクリーム、生クリーム、水、こぶみかんの葉、レモングラス、パクチー、塩麹を入れて香りが出るまで弱火で煮る。味が馴染んだらこぶみかんの葉とレモングラスを取り除く。
5 ボウルにタマゴを割り入れてほぐし、そこに**4**を入れて混ぜる。
6 焼きあがったキッシュ型に**5**を入れて、好きな大きさに切った葡萄とモッツァレラチーズをのせ、180度に予熱したオーブンで20～25分焼く。
7 焼きあがったら、粗熱を取りセルフィーユを添えて完成。

薬膳ポイント

［エビ］食欲増進・腎を強くし、生命力を上げる
［シメジ］血を補う・通便
［パクチー］消化力向上
［葡萄］血の貯蔵や生成、生命力などに関わる肝腎の力を補う・強筋骨・気を補う・不安感の解消
［ココナッツ］気を補う・消化力向上・重だるさなどの原因になる湿気を尿として排出・強筋骨
［米麹］胃腸の働きを高める・未消化物の解消

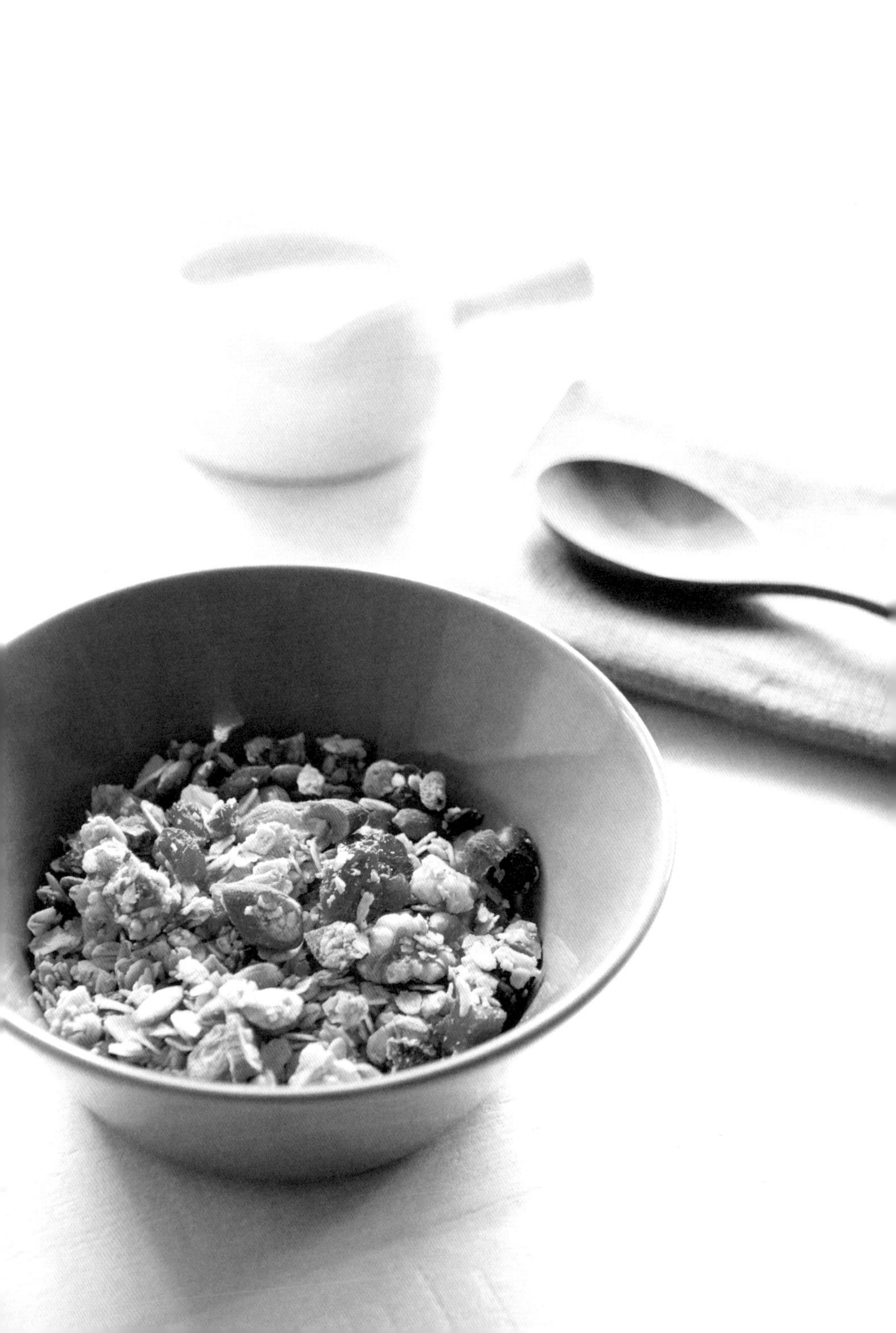

手作りグラノーラ

材料／作りやすい分量
オートミール　2カップ／アーモンド　1/2カップ／胡桃　1/2カップ／乾燥黒豆　1/2カップ／パンプキンシード　1/6カップ／ナツメ　大きいもの2～3個／ドライフルーツ（クコの実、クランベリー、イチジク、アンズ、干し葡萄など）1/2カップ／メープルシロップ　50mℓ／ココナッツオイル　30mℓ／塩　小1/6／シナモン　少々／カルダモンパウダー　少々

作り方
1 胡桃、アーモンドをざく切りにする。イチジク、ナツメ、アンズも小さめに切る。
2 オートミール、アーモンド、胡桃、乾燥黒豆、パンプキンシード、ナツメをボウルに入れて、メープルシロップ、ココナッツオイル、塩、シナモン、カルダモンを混ぜ合わせる。
3 天板にオーブンシートをしき、その上に2を広げたら150度に予熱したオーブンで20分焼く（10分たったら、一度全体を混ぜる）。
4 冷めたらドライフルーツを混ぜて完成。
※ナッツ類や豆類、種実類、ドライフルーツはお好みのもので可。

薬膳ポイント

［オートミール］消化力向上・飲食物の停滞を解消
［胡桃］生命力を強くする・足腰の強化・腸を潤し通便
［黒豆］血めぐりを良くする・血の停滞している状態を解消・不必要な水分を尿として排出・生命力を強くする
［パンプキンシード］咳止め・不必要な水分を尿として排出・むくみ解消
［ナツメ］気を補う・血を増やす・精神安定
［クコの実］血の貯蔵や生成、生命力などに関わる腎を養う・潤いを補う・疲れ目かすみ目を改善

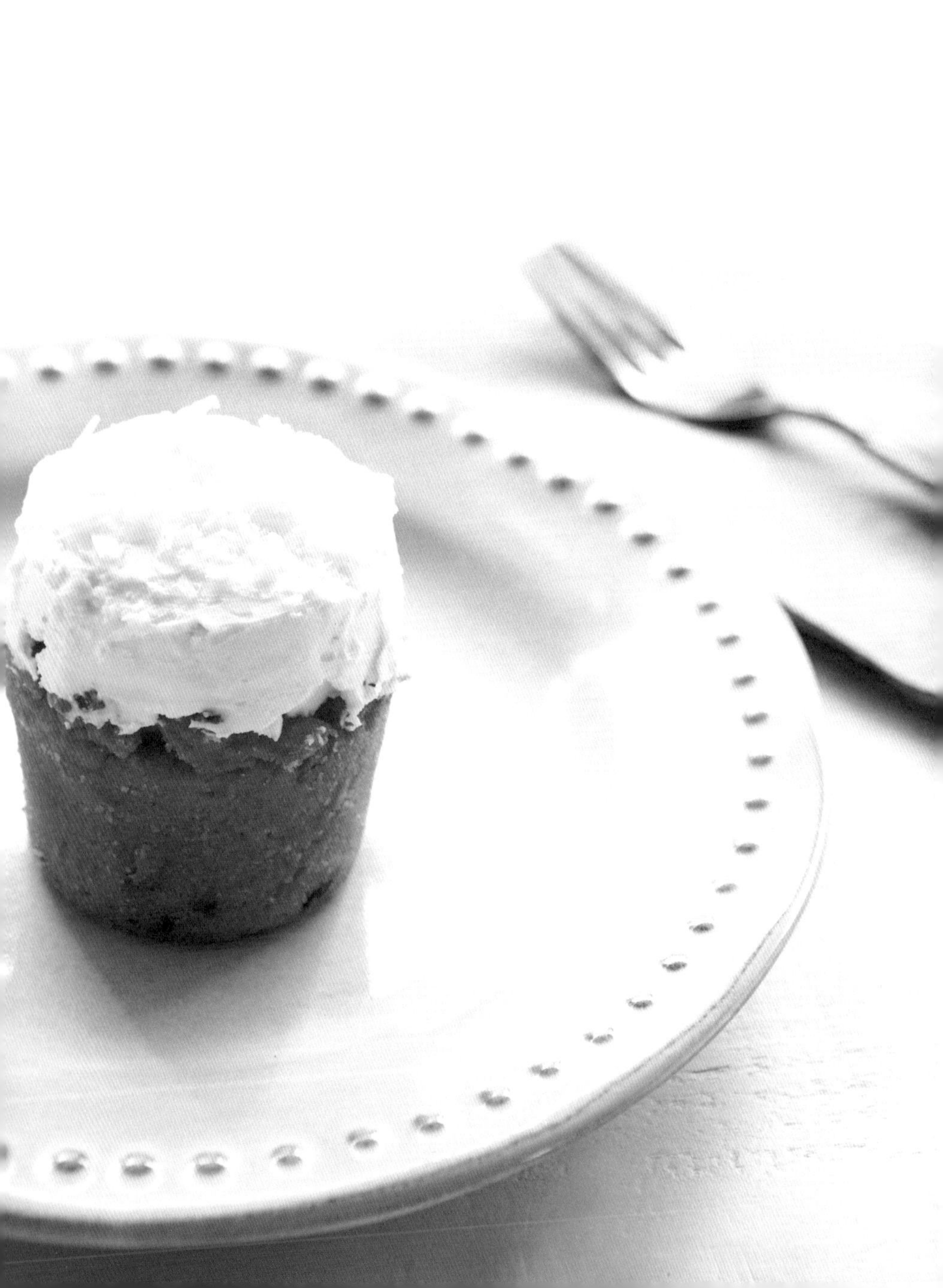

米粉のキャロットケーキ

材料／直径5.5cmマフィンカップ　6〜7個分
タマゴ　1個／ニンジン　110ｇ／ショウガ　10ｇ／レモンの皮　1/2個分／砂糖　45ｇ／太白ゴマ油　40mℓ／ラム酒　大1/2／シナモン　小1／カルダモンパウダー　小1/2／ナツメグ　少々／米粉　80ｇ／アーモンドパウダー　50ｇ／レーズン　40ｇ／胡桃　20ｇ
チーズフロスティング：クリームチーズ　180ｇ／粉糖　30ｇ／レモン果汁　小1／ココナッツオイル　10ｇ
トッピング：マカダミアナッツ　適量

作り方

1 皮を剥いたニンジンとショウガはすりおろす。おろしきれない部分はみじん切りに。レモンの皮はすりおろす。
2 タマゴを卵黄と卵白に分けてそれぞれ大きめのボウルに入れる。卵白をハンドミキサーでしっかりと角が立つまで泡立てる。
3 卵黄のボウルに砂糖とラム酒、太白ゴマ油を入れて混ぜる。
4 **3**にスパイス類、**1**のすりおろした食材、レーズンと砕いた胡桃を入れてゴムベラで混ぜる。
5 **4**に粉類を入れ混ぜ合わせる。**2**の卵白を2回に分けてざっくり混ぜる。
6 マフィンカップに**5**の生地を入れ、180度に予熱したオーブンで25〜30分焼く。粗熱を取り冷ます。
7 チーズフロスティングを作る。ココナッツオイルが固まっていたらレンジにかけて溶かし、材料を全て混ぜ冷蔵庫で冷やしておく。
8 ケーキが冷めたら、**7**のチーズフロスティングを塗り、スライスしたマカダミアナッツをトッピングして完成。

薬膳ポイント

［ニンジン］消化力向上・血を増やす・疲れ目かすみ目を改善
［ショウガ］消化器官を温める・咳止め・水分代謝がうまくいかずに生じた水の淀みを解消・解毒
［シナモン］気血の通る道を温める
［カルダモン］消化を助ける・健胃・生命力を作り出す力を強める
［ナツメグ］消化器官を温める・気のめぐりを良くする
［胡桃］生命力を上げる・温める力を回復させる
［レーズン］血の貯蔵や生成、生命力などに関わる肝と腎を補う・強筋骨

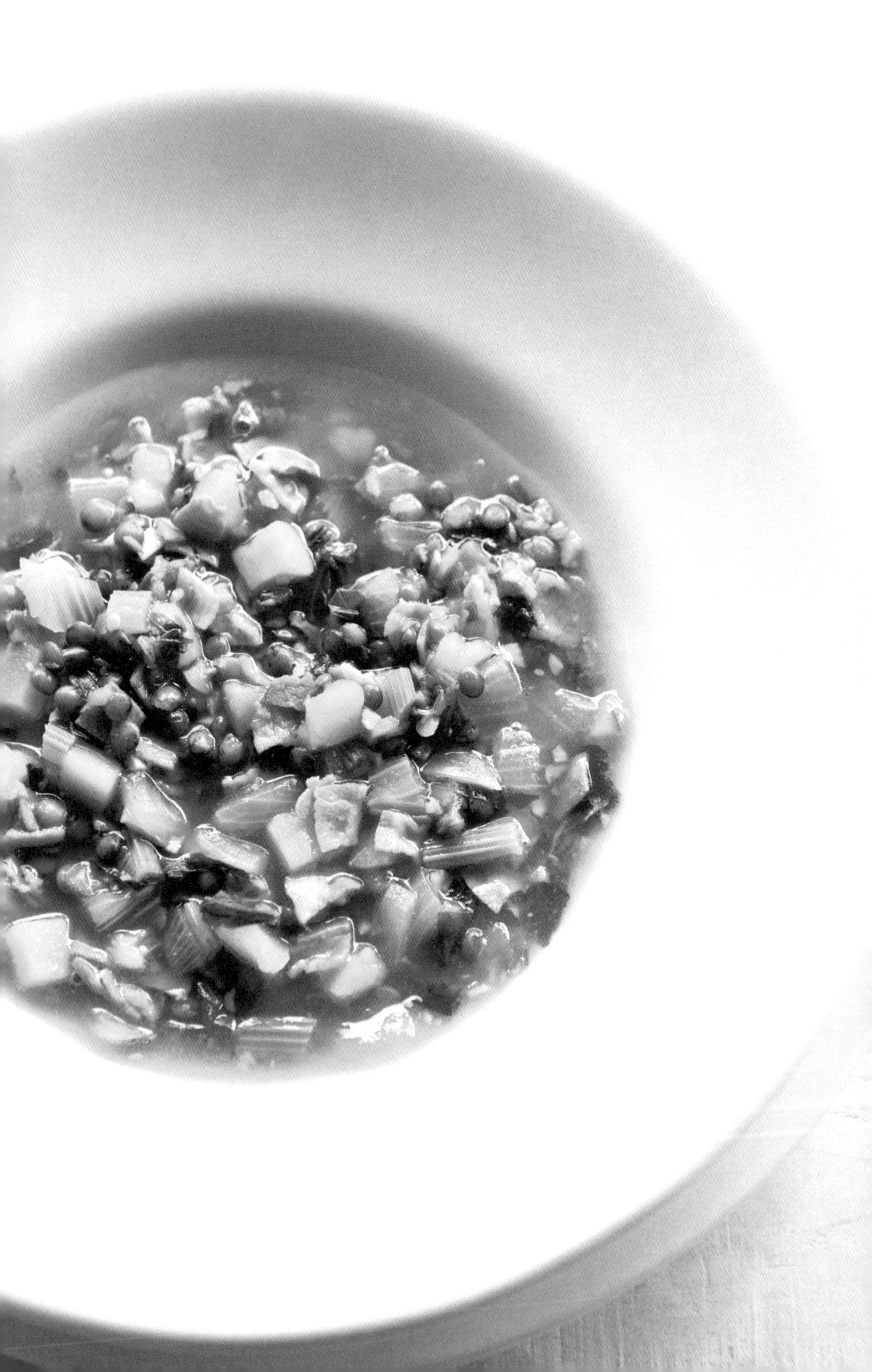

レンズ豆の具沢山スープ

材料
レンズ豆　50ｇ／セロリ　60ｇ／ジャガイモ　正味100ｇ／タマネギ　100ｇ／パクチー　1～2束／ベーコン　100ｇ／ショウガ　15ｇ／ニンニク　2かけ／ローリエ　1枚／水　800mℓ／コンソメ　大1／クミンシード　小2／サフラン　ひとつまみ／塩・コショウ　各少々／オリーブオイル　大1／レモン果汁　大1/2～1（好みで）

作り方

1 レンズ豆は洗い水に浸しておく。皮を剥いたショウガとニンニク、パクチーをみじん切りにする。タマネギ、ジャガイモは皮を剥き、セロリは筋を取り除きそれぞれ5㎜程度の角切りにする。ベーコンも5㎜程度の角切りにする。
2 鍋にオリーブオイルをひき、ショウガ、ニンニク、クミンシードを入れて中弱火で炒める。香りが立ったら、タマネギとベーコンを入れて炒め、しんなりしてきたらジャガイモとセロリ、パクチーを入れてさらに炒める。
3 火が回ったら、水、コンソメ、サフラン、水を切ったレンズ豆、ローリエを入れて蓋をして中火で煮る。
4 レンズ豆が柔らかくなったら塩・コショウで調味し、最後にレモン果汁を入れて馴染ませ完成。

薬膳ポイント

［タマネギ］水分代謝がうまくいかずに生じた水の淀みを解消・気のめぐりを整える・解毒
［レンズ豆］消化器官の虚弱によるむくみを解消
［サフラン］血の停滞を解消し血流を良くする・解鬱・精神を安定させる・美肌効果
［ショウガ］消化器官を温める・咳止め・水分代謝がうまくいかずに生じた水の淀みを解消・解毒
［ニンニク］消化器官を温める・体内の老廃物や病邪のもとを取り除く・止咳

主食にプラスするだけで、
毎日薬膳が実現できます

黒豆ごはん

材料
白米　3合／黒豆、小豆、黒米を合わせて1合分（お好みで調整）
水　4合分

作り方
1 材料を洗い、3～4時間以上浸水させる。夜準備して朝炊けるようにしておくとふっくら仕上がる。
※炊飯器や土鍋など、使用する道具に応じて水加減して下さい。
※ニキビが気になるときはハトムギを加えるのもおすすめです。

薬膳ポイント

[黒豆] 血のめぐりを良くする・血の停滞している状態を解消・不要な水分を尿として排出・生命力を強くする
[小豆] 余計な熱を冷ます・余計な水を尿として排出・排膿・老廃物や病邪のもとを取り除く
[黒米] 血のめぐりを良くする・生命力を強くする・腰を丈夫にする・疲れ目かすみ目を改善

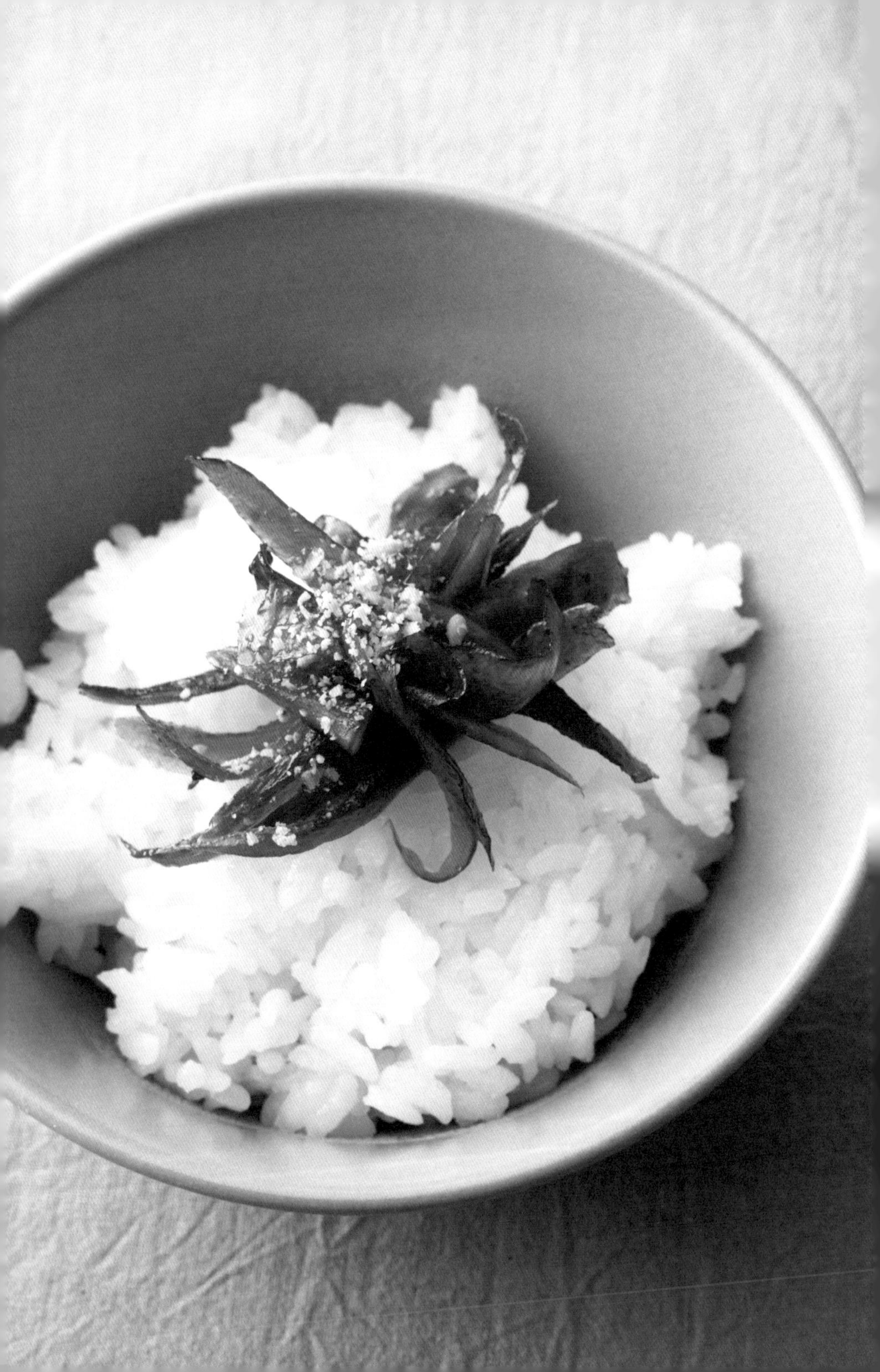

おいしいごぼう

材料／作りやすい分量
ゴボウ　150g／砂糖　大2／醤油　大3／みりん　大1／バルサミコ酢　大1／
オリーブオイル　大1
トッピング：白ゴマ（好みで）　適量

作り方
1 ゴボウの泥を洗い、ささがきにする。
2 鍋にオリーブオイルを入れ、ゴボウをしんなりするまで中火で炒める。
3 **2** に砂糖を加え、照りが出るまで中火で炒める。
4 **3** に醤油、みりん、バルサミコ酢を入れ、水分がなくなるまで中火で炒めて完成。
5 お好みで白ゴマをふる。

薬膳ポイント

［ゴボウ］通便・生命力を強くする・体の余計な熱を冷ます
［酢］血の停滞している状態を改善・胃腸に停滞する未消化物を取り除く・消化促進
［白ゴマ］乾燥状態を潤す・通便

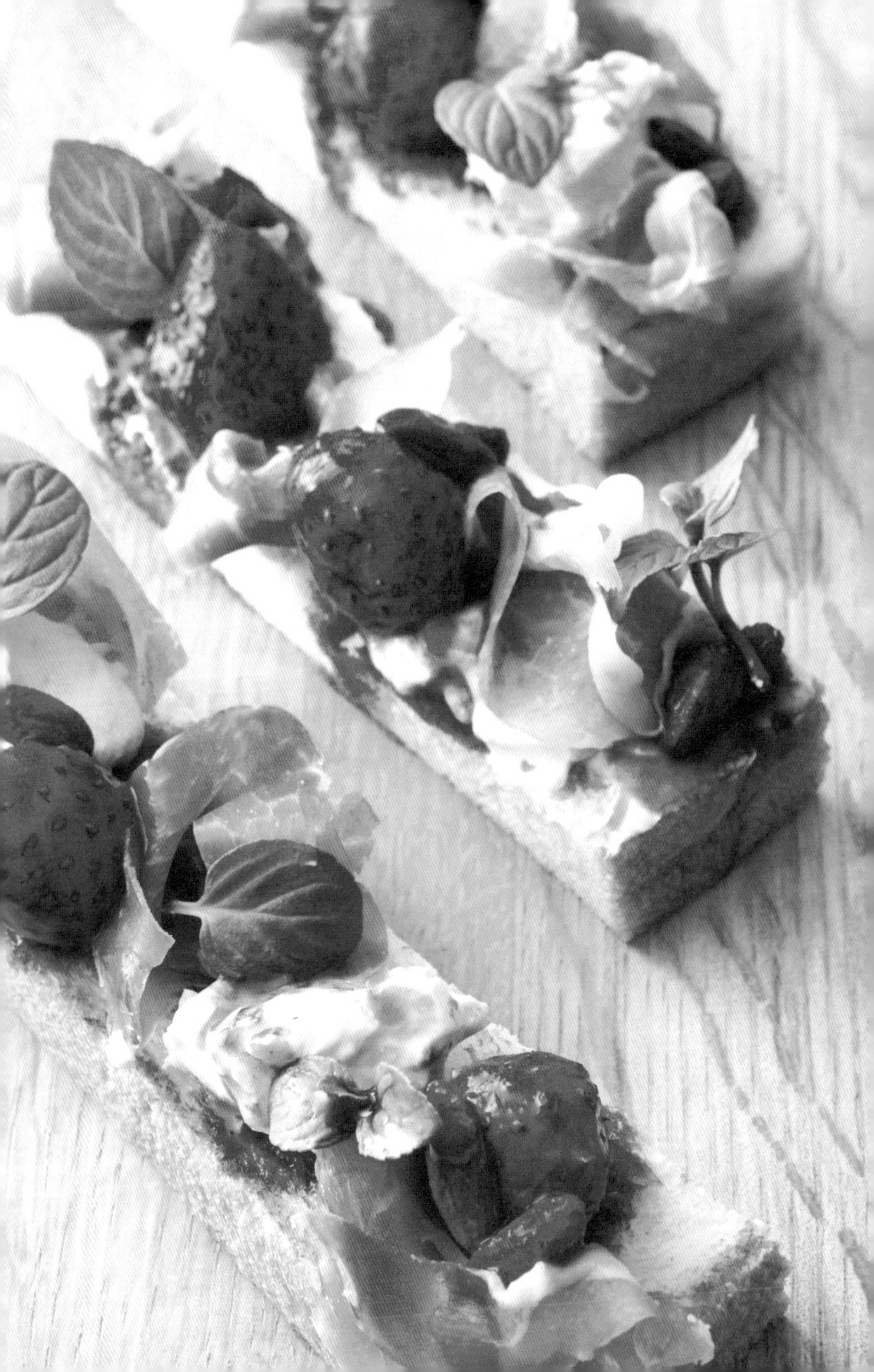

生ハムと大人のチーズ 苺とクコの実のソース

材料(作りやすい分量)

食パン　適量／生ハム　適量　**大人のチーズ**：マスカルポーネ　80 g／クリームチーズ　50 g／ブルーチーズ　15 g／生クリーム　大2／ハチミツ　小1／胡桃　8 g
苺とクコの実のソース：苺　小粒のもの15粒／クコの実　大1／赤ワイン　大1.5／苺ジャム　大1／バルサミコ酢　小1弱／みりん　小1/2／醤油　小1/2／カルダモンパウダー　少々　**トッピング**：ミント

作り方

1 大人のチーズを作る。ブルーチーズは滑らかに練っておく。胡桃は粗みじん切りにする。材料を全て混ぜて完成。冷蔵庫で冷やしておく。
2 苺とクコの実のソースを作る。苺は洗ってヘタを取り、小鍋にカルダモン以外の材料を全て入れて中弱火で数分煮る。最後にカルダモンパウダーを入れ混ぜて完成。
3 食パンを適当な大きさに切りトーストする。その上に**1**とちぎった生ハムをのせ、**2**のソースをかける。ミントを添えて完成。

薬膳ポイント

［チーズ］潤いを補う・腸を潤す
［苺］肝機能の向上・血の活動を円滑に運ぶ・月経の調子を整える・未消化物解消
［クコの実］血の貯蔵や生成、生命力などに関わる肝腎を補う・潤いを補う・疲れ目かすみ目を改善

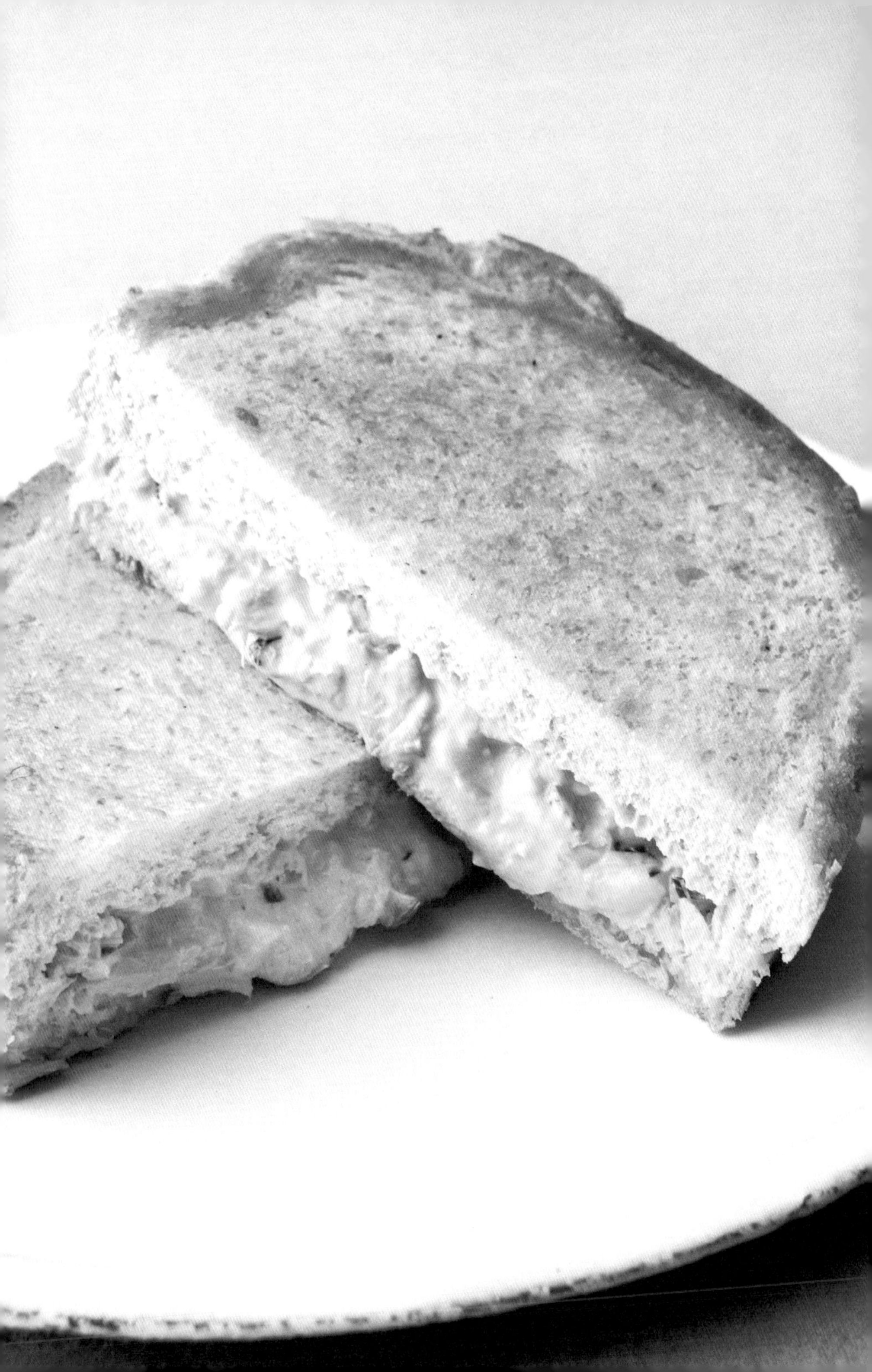

ツナメルトサンドイッチ

材料
食パン　8枚／マスタード　小1弱／チェダーチーズ・スライス　4枚／オリーブオイル　適量
ツナサラダ：ツナ水煮缶　200ｇ／タマネギ　40ｇ／セロリ　40ｇ／スイートピクルス　60ｇ／マヨネーズ　大6／ケチャップ　大4

作り方
1 ツナ水煮缶の水気を切りボウルへ入れる。
2 1に皮を剥きみじん切りにしたタマネギ、セロリとスイートピクルスのみじん切り、マヨネーズ、ケチャップを入れて混ぜる。
3 パンにマスタードを薄く塗り、その上に2を塗る。さらにチェダーチーズをのせて食パンで挟む。
4 オリーブオイルをひいたフライパンに3を入れ、フライ返しで軽く押しながら両面を中火で焼く。
5 食べやすい大きさに切り完成。
※食パンは全粒粉やライ麦パンなどがおすすめです。

薬膳ポイント

［マグロ］血を増やす・気を補う
［タマネギ］水分代謝がうまくいかずに生じた水の淀みを解消・気のめぐりを整える・解毒
［セロリ］ストレスなどにより亢進状態になった肝の働きを改善・気の滞りを防ぐ・健胃・鎮静・降圧
［チーズ］体の潤いを補う・腸を潤す

タブレ

材料
クスクス　1/2カップ／オリーブオイル　大1/2／お湯　1/2カップ弱／塩・コショウ　各少々
バジル　6枚／紫タマネギ　50g／きゅうり　1/2本／プルーン　4個／アーモンド　6粒／マーマレード　小1／ライム果汁　大2／オリーブオイル　大1／コリアンダーパウダー　少々

作り方
1 クスクスにオリーブオイルを入れて混ぜる。さらにお湯を注ぎ10分蒸らし軽く塩・コショウする。
2 紫タマネギは皮を剥き、きゅうりはヘタを取る。バジル、紫タマネギ、きゅうり、プルーンをみじん切りにし、アーモンドは粗みじん切りにする。ボウルに全て入れ、1を加え混ぜ合わせる。塩とコショウで調味し完成。
※好みですだちやライムのスライスを混ぜてもおいしいです。
※肉や魚を焼いて上にのせると、ヘルシーランチに。付け合わせにも。

薬膳ポイント

［バジル］気のめぐりを良くする・重だるさの原因となる体内の余分な湿気を解消・血の停滞を解消・血流を良くする
［プルーン］血を補う・血流を良くする・生命力に関わる腎を強める
［アーモンド］精神安定・通便
［ライム］疲労回復・リラックス効果・精神安定

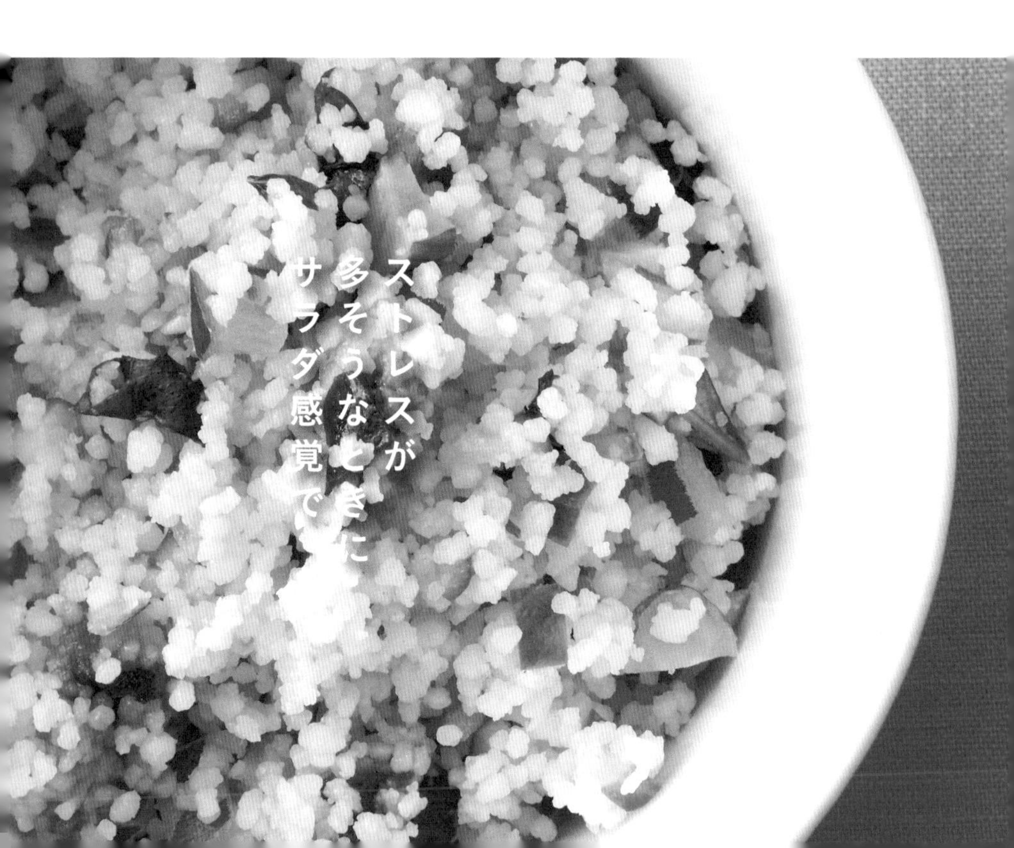

山芋とキノコのソテー

材料／作りやすい分量
山芋 100g／シメジ 1パック／マイタケ 1パック／ニンニク 1かけ／バルサミコ酢 大3／醤油 小2／砂糖 小2／オリーブオイル 大2／塩・コショウ 適宜

作り方
1 ニンニクは皮を剥きみじん切りにする。キノコ類は石づきを取りほぐす。山芋は皮を剥き1cm位の厚さに切る。
2 フライパンにオリーブオイルをひきニンニクを入れ、中火で炒める。香りが立ったら、キノコ類を加え中火で炒める。
3 キノコ類から水分が出てきたら、山芋を入れさらに炒める。
4 バルサミコ酢、醤油、砂糖を入れ、馴染ませながら汁気がなくなるまで中火で炒め煮する。
5 必要であれば塩・コショウで調味し完成。

薬膳ポイント

[山芋] 気を補う・体の潤い分を補う・消化機能向上・生命力を作り出す力を補う
[シメジ] 血を補う・通便
[マイタケ] 五臓の働きを補う・体を養う・体の不要な水分を尿として排出
[酢] 血の停滞を解消・胃腸に停滞する未消化物を取り除き消化促進

残業が続いた日の
夜ごはんにプラスしたい一品

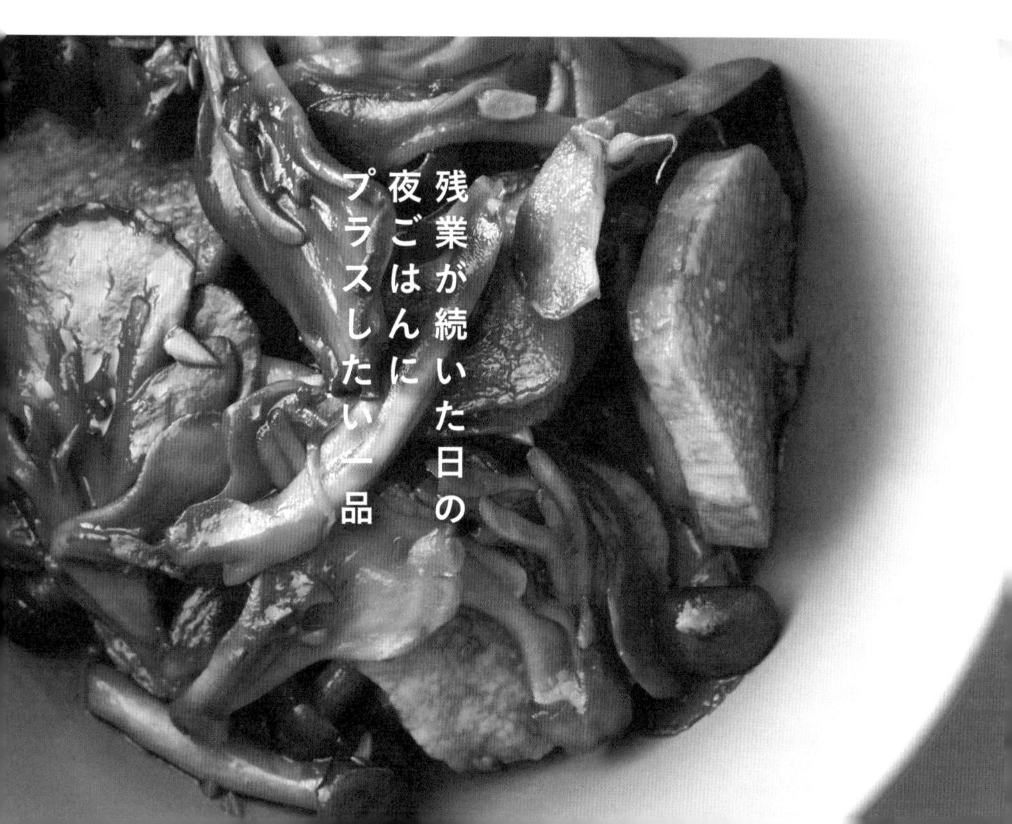

カボチャとオレンジとローズマリーのスコーン

材料／8個分
薄力粉 170g／アーモンドパウダー 30g／ベーキングパウダー 10g／砂糖 20g／塩 ひとつまみ／太白ゴマ油 50㎖／オレンジジュース 80㎖／メープルシロップ 大1／カボチャ 正味100g／オレンジピール 25g／ローズマリー（フレッシュ） 2枚

作り方
1 オレンジピールは粗みじん切り、ローズマリーの葉はみじん切りにする。カボチャは皮を剥いて小さめに切って電子レンジにかけ、熱いうちにフォークで潰しておく。
2 ボウルに薄力粉、アーモンドパウダー、ベーキングパウダー、砂糖、塩を入れ混ぜる。
3 2に太白ゴマ油、メープルシロップ、オレンジジュースを入れてゴムベラで混ぜる。
4 1のカボチャを入れてひとまとめにしたら、約2〜3cmの厚さに伸ばし、好きな大きさに切る。
5 オーブンシートをしいた天板にのせて、200度に予熱したオーブンで15〜20分焼いて完成。

薬膳ポイント

［カボチャ］消化吸収器官のはたらきを高め気を補う・水分代謝がうまくいかずに生じた水の淀みを解消・体内の老廃物や病邪のもとを取り除く・除湿
［ローズマリー］消化促進・神経調和・循環促進・抗鬱・健胃・強壮
［オレンジ］消化力向上・飲酒による体調不良を改善
［オレンジピール］気のめぐりを良くする

デスクワークが重なり
めぐりが悪いとき、
小腹を満たすスイーツ

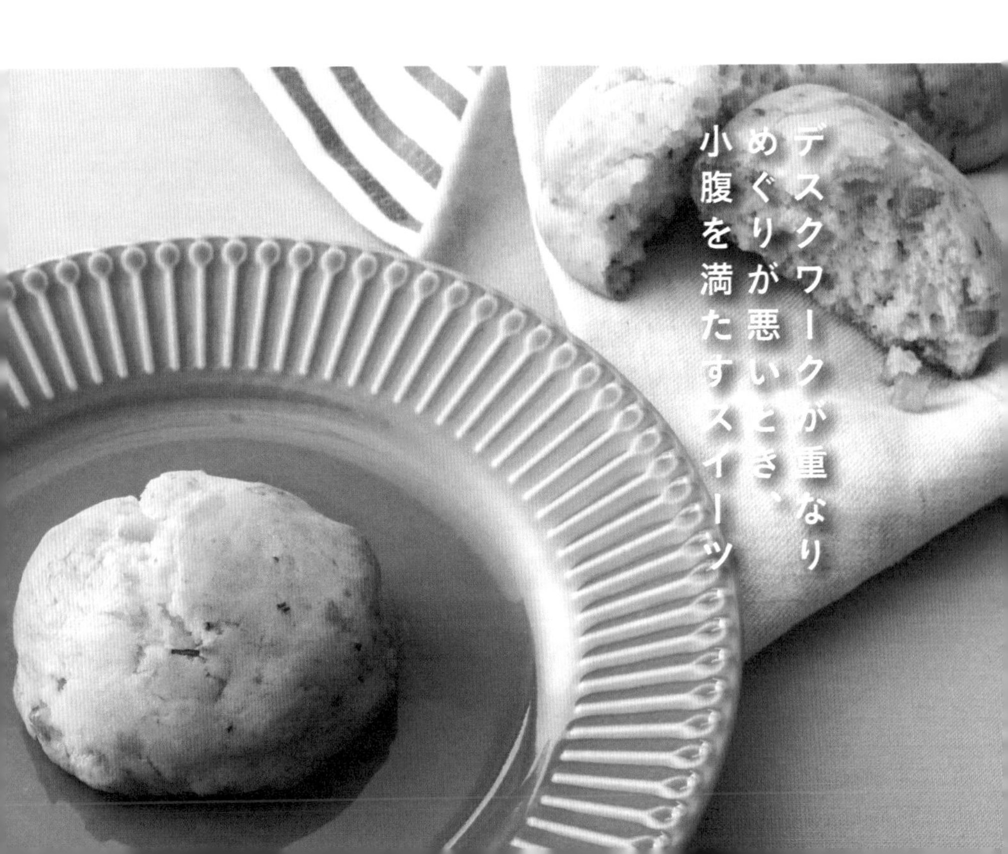

育ち盛りの子どものために

黒豆とバジルのノンフライコロッケ

材料

ジャガイモ 正味250g／タマネギ 100g／蒸し黒豆 70g／合いびき肉 80g／料理酒 大1／みりん 大1／醤油 小1／塩麹 小2／コショウ 少々／バジル 10枚／パン粉 大6／オリーブオイル 適量 **ライム塩**：ライムの皮 1/2個分／ライム果汁 小1/2／塩 小1/2 **トッピング**：オレンジピール／イタリアンパセリ

作り方

1 ジャガイモの皮を剥き一口大位の大きさに切る。鍋に入れ水から茹でる。

2 タマネギの皮を剥きみじん切りにする。フライパンにオリーブオイルをひきタマネギを中弱火で炒め、しんなりしたら合びき肉と塩麹を入れて炒める。

3 料理酒、みりん、醤油を入れ、汁気をとばすように炒め、ボウルに移しコショウで調味する。

4 1のジャガイモが柔らかくなったらザルにあけ、熱いうちにフォークなどで潰す。3と蒸し黒豆を入れ混ぜる。粗熱を取り、粗みじん切りにしたバジルを混ぜ、コロッケの種が完成。

5 フライパンでパン粉を乾煎りする。ライム塩はライムの皮をすりおろし、材料を全て混ぜて完成。オレンジピールは細く切る。

6 4を好きな形に成形し、5のパン粉をつける。

7 皿にのせ、ライム塩、オレンジピールを飾り、イタリアンパセリを添えて完成。

薬膳ポイント

［黒豆］外からのウイルスを寄せ付けない力をつける・血の停滞を解消する・血のめぐりを良くする・成長発育に関わる腎の力を強める・解毒

［バジル］気のめぐりを良くする・重だるさの原因となる湿気を取り除く・健胃・血のめぐりを良くする

［ライム］疲労回復・リラックス

［オレンジピール］気のめぐりを良くする

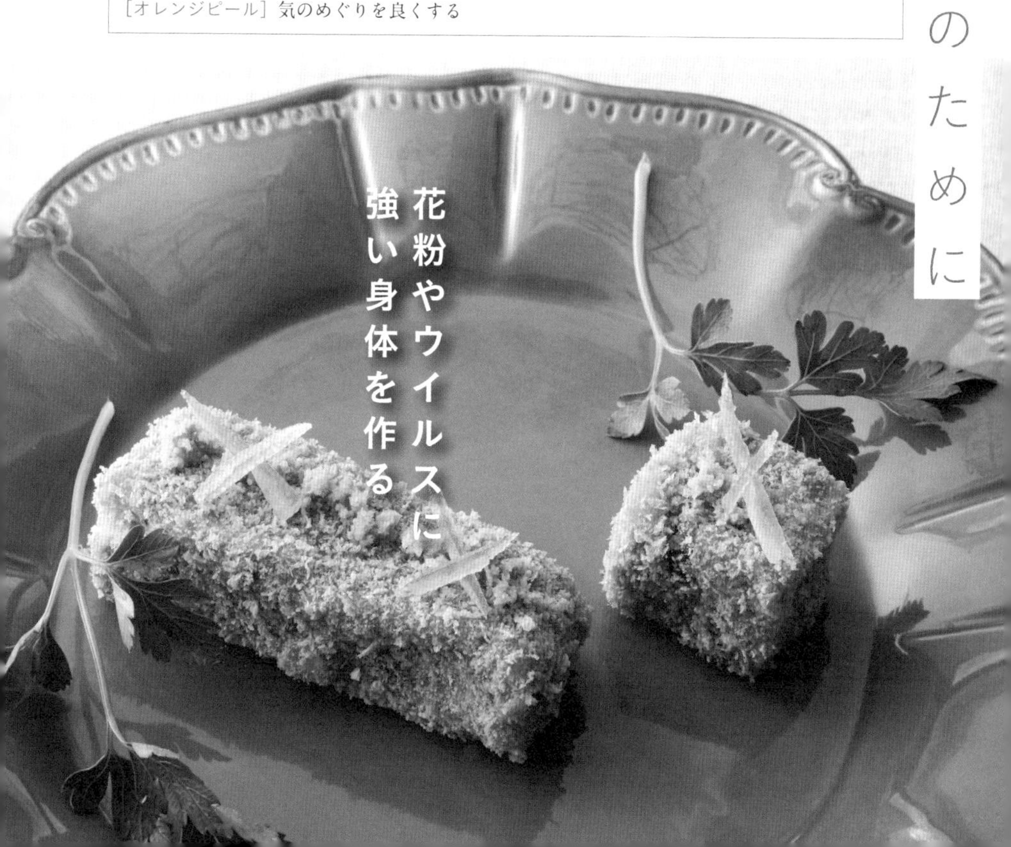

ココナッツと米粉のクレープ　ナツメとベリーのソース

材料／約７枚
クレープ生地：米粉　120ｇ／ココナッツミルク　190mℓ／豆乳　100mℓ／タマゴ　1個／砂糖　大1／塩　ひとつまみ／ココナッツオイル　20ｇ　**ナツメとベリーのソース**：ナツメ　大きいもの1～2個／冷凍ミックスベリー　100ｇ／砂糖　小1／バルサミコ酢　小1／レモン果汁　小1／カルダモン　少々
トッピング：生クリーム　100mℓ／砂糖　小1／ミント

作り方

1 クレープ生地を作る。ボウルにタマゴと砂糖を入れ混ぜ、米粉、ココナッツミルク、豆乳、塩を入れてさらに混ぜる。レンジにかけ溶かしたココナッツオイルを入れて混ぜ合わせたら、15分以上生地を休ませる。
2 フライパンに薄くココナッツオイル（分量外）をひき、おたま１杯分ずつ生地を丸く流し入れて弱火～中弱火で両面焼く。焼けたら４つに折り畳みバットに移しておく。
3 ナツメとベリーのソースを作る。ナツメは種を取り除き、細かく切る。レモン果汁以外の材料を全て小鍋に入れ、ふつふつしてきたら水分があるうちに火をとめ、最後にレモン果汁を入れて完成。
4 ボウルに生クリームと砂糖を入れて泡立てる。
5 盛り付け。皿にクレープをのせ、生クリーム、ソース、ミントを添えて完成。

薬膳ポイント

［ナツメ］血を増やす・精神安定・消化力向上
［クランベリー］血のめぐりを良くし、瘀血を解消
［ブルーベリー］血の貯蔵や生成、生命力、成長発育などに関わる肝腎を補う・血のめぐりを良くする
［カルダモン］消化を助ける・生命力を強くする・健胃
［タマゴ］血を増やす・潤い分を補い乾燥状態を潤す・生命力を上げる
［ココナッツ］心臓の機能を高める・消化力向上・重だるさの原因となる湿気を排出

成長期で心が揺れたり、
夜遅くまで勉強する子に
おやつでエールを

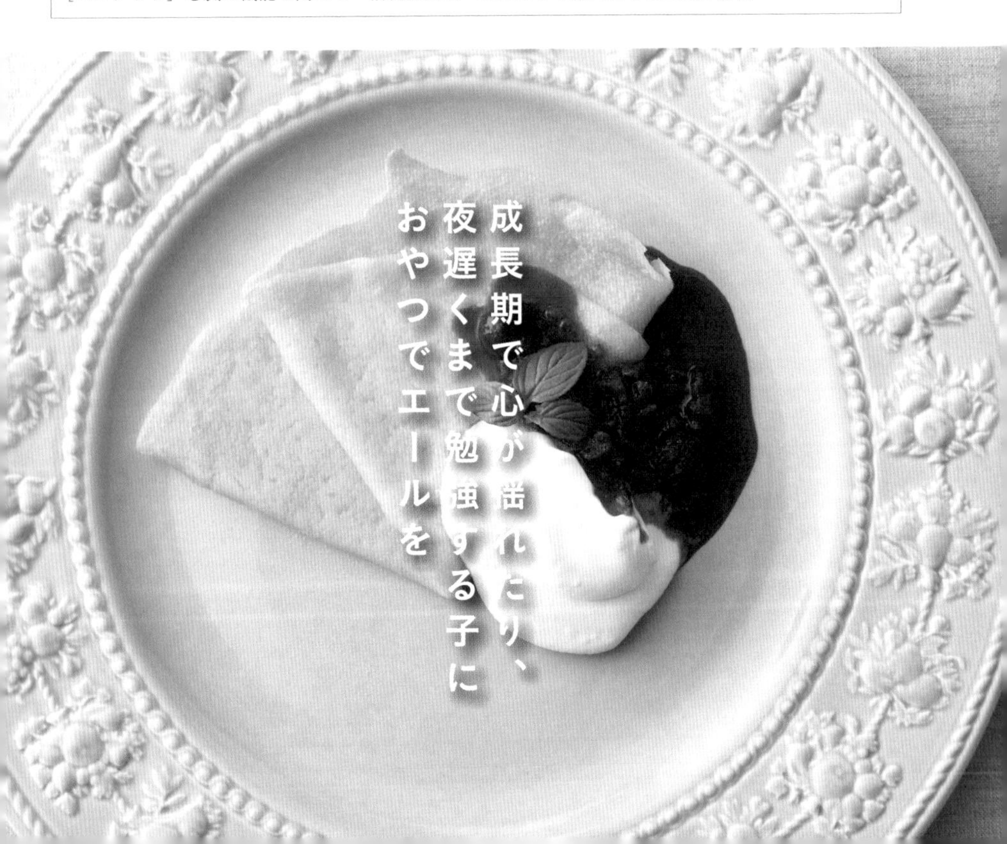

豚と栗の皮なしハーブソーセージ

材料

豚ひき肉 300 g／豚ばら肉 100 g／甘栗 40 g／セージ 8枚／ローズマリー 2枝／タイム 3枝／ナツメグ 少々／塩 小1／コショウ 少々／卵白 1/2個分／オリーブオイル 適量

付け合せ：クレソン／粒マスタード／ケチャップ

作り方

1 豚ばら肉を粗みじん切りにする。ハーブ類は茎を除き、みじん切りにする。甘栗以外の材料を全てボウルに入れ混ぜる。

2 適当な大きさに切った甘栗を1に入れて混ぜる。

3 ラップに適量を取り、キャンディのように包み成形。

4 オリーブオイルをひいたフライパンにラップを外した3を入れ、蓋をし中火で蒸し焼きにする。

5 食べやすい大きさに切る。皿に盛り付け、付け合せを添えて完成。

薬膳ポイント

［豚肉］潤いを補う・乾燥状態を潤す・気血を補う・血の貯蔵や生成、成長発育に関わる腎の力を補う

［栗］脳のひらめき力・集中力を高める・消化力向上・血の貯蔵や生成、成長発育に関わる腎の力を補う・強筋・血のめぐりを良くする

［セージ］健胃・消化促進・精神安定

［ローズマリー］消化促進・精神調和・抗鬱など

［タイム］消化器官を温め働きを良くする・咽頭痛や頭痛にも効果

［ナツメグ］下痢止め・消化器官を温める・気のめぐりを良くする

大好きなソーセージで
集中力、記憶力、
体力を補う

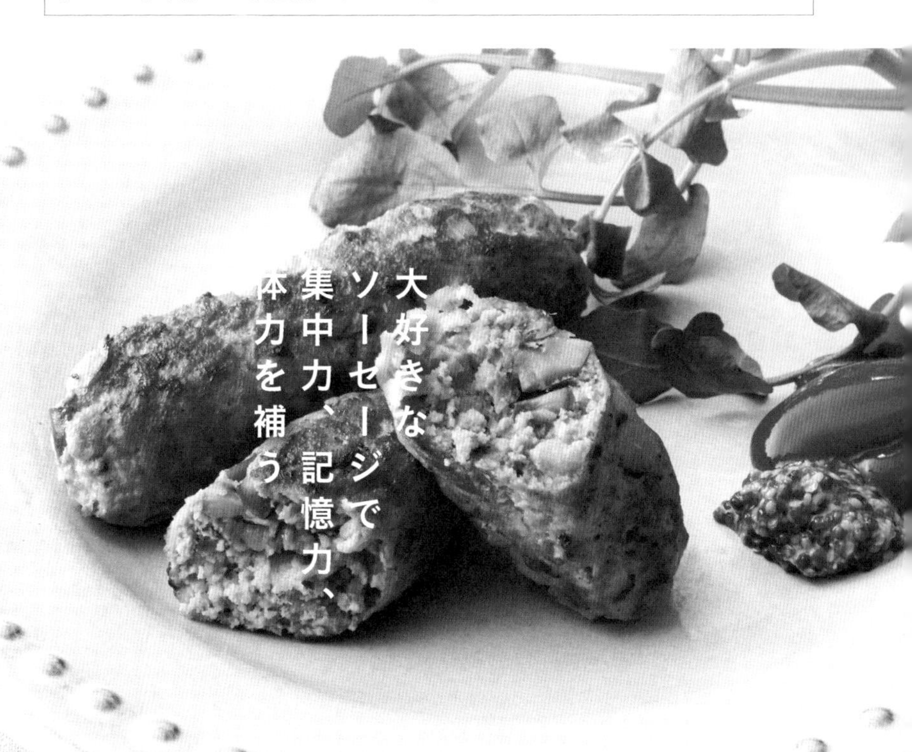

Column

私と家族の健康を支える常備品

【黒豆】

ごはんに入れて炊くことが多いです（104ページを参照）。薬膳効果として挙げられるのは、以下の通り。血の滞りを解消し血流を良くする・生命力を支える腎の力を補う・体の余計な水分を尿として排出・むくみ改善・体内の老廃物や病邪のもとを取り除く・体の潤いを補い、疲れ目やかすみ目を改善。

【小豆】

小豆もごはんに入れて炊きます（104ページを参照）。薬膳効果は、体の余計な熱を取り除く・血のめぐりを良くする・腫れや腫れものを消す・消化力を高める・体内の老廃物や病邪のもとを取り除く・排膿など。

【黒米】

黒米も白米と混ぜて炊きます（104ページを参照）。薬膳効果は、消化力向上・肺機能向上・疲れ目やかすみ目の改善・血のめぐりを良くするなど。

【ハトムギ】

ごはんに入れて炊くほか、スープの具に、茹でてサラダに、茹でた後に乾煎りしてカレー味をつけてトッピングにしたりといろいろ使えます。ニキビができてしまったときにも重宝します。薬膳効果は、消化力を上げる・体内の余計な湿気を尿として排出・体内の余計な熱を冷ます・排膿など。

【クコの実】

ヨーグルトやグラノーラ（98ページを参照）などに混ぜて使います。レモンのはちみつ漬けに加えてもおいしいです。夫はPCに向かう時間が長く目を酷使するため、お弁当のフルーツに添えるようにしています。子どもには食べやすいようにベリーソースなどに混ぜこみます。薬膳効果は、体に必要な潤いを補う・肝腎を強める・疲れ目やかすみ目の改善など。

【ナツメ】

ヨーグルトやグラノーラ（98ページを参照）などに小さく切って入れたり、黒酢や赤ワインに漬けたりしてもおいしいですよ。漬け汁は甘くなるので、ソーダ割りやお湯割りなども楽しめます。私は、毎日ひとつ食べるようにしています。特に月経中や、妊娠中は意識して食べていました。不眠や不安感のあるときもおすすめです。薬膳効果は、消化機能向上・気を補う・血を増やす・不安感、動悸、不眠などの症状を改善。

【マイカイカ】

中華食材屋さんのお茶売り場などで購入できます。手に入らなければ、ローズ系のハーブティーでもいいと思います。私はお茶としていただくことが多いですが、花びらをスイーツに使用すると綺麗ですね。薬膳効果は、気のめぐりを整える・解鬱・血のめぐりを良くし滞りを解消・ストレスなどで影響を受けた肝の気の滞りを解消など。

【海苔】

お弁当に朝ごはんにと、活用しています。薬膳効果は、水分代謝がうまくいかずに生じた水の淀みを解消・しこりなど固いものを柔らかくする・体内の余計な熱を冷ます・利尿など。

【豆鼓】

炒め物によく使います。ショウガやニンニクと一緒にみじん切りにして炒め、香りが出たらその他の具材を加え、調理します。醤油代わりにも使えます。薬膳効果は、胸中の熱や不安感、焦燥感を取り除く・体内の老廃物や病邪のもとを取り除くなど。

【味噌】
味噌汁はもちろん、炒め物や煮物などの他に、餃子やカレー、ビーフシチューなどの隠し味にも使います。薬膳効果は、消化吸収器官を温める・胸中の熱や不安感、焦燥感を取り除く・体内の老廃物や病邪のもとを取り除くなど。

【塩麹（麹）】
肉や魚を漬けるほか、ドレッシングやコンソメの代わりに使用してもおいしいです。薬膳効果は、消化力を上げる・気のめぐりを良くする・消化器内に蓄積する未消化物を除去するなど。

【酒粕】
ティースプーン一杯を味噌汁に溶いて、冬にお腹を温めたいときによく飲んでいます。お腹の中からポカポカしてカイロいらずになります。美白や潤い効果もあります。薬膳効果は、気を補う・体に必要な水分を補う・血のめぐりを良くする・消化器官を温める・消化器内に蓄積する未消化物を除去するなど。

【クミンシード】
食後のお腹の張りを防いでくれるので、炒め物やスープ、カレーにプラスします。薬膳効果は、胃が正常に働くようにする・気のめぐりを良くするなど。

【シナモン】
紅茶、スイーツ、チーズ、ハンバーグ、ローストチキン、ソースと使用頻度が高いスパイス。薬膳効果は発汗を促し風邪予防・気血の通り道を温める・体を温めるなど。

【サフラン】
スープ、カレーなどに使用するほか、サフラン水にしたりハーブティーに混ぜたりしています。特に、月経トラブルやシミが気になるときは積極的にとるようにしています。薬膳効果は、血のめぐりを良くし血の停滞を解消・解鬱・胸中の熱や不安感、焦燥感を取り除くなど。

【カルダモン】
スイーツを作るときに加えたり、アイスクリームにかけたりします。ジャムに混ぜると大人っぽい味になるので、パンやチーズに添えても。紅茶やコーヒー、フルーツとの相性が良いスパイスだと思います。薬膳効果は、消化を助ける・生命力を高める・健胃作用など。

【山椒】
赤ワインベースのソースに少し混ぜるとグンと味が良くなります。肉を焼いたとき、フライパンに残っている肉汁に油、赤ワイン、バルサミコ酢、醤油、砂糖などを適量加え、煮詰めて、最後に山椒をふりかけると完成です。薬膳効果は、消化器官を温める・腫れを鎮める・疲れ目やかすみ目の改善など。

【陳皮】

みかんの皮を干したもので生薬でもあります。スパイスが充実しているお店で購入できます。消化力が低下しているときに、パスタなど炭水化物が多いメニューに少し混ぜて使用するといいです。薬膳効果は、気のめぐりを整える・消化力向上・重だるさの原因となる湿気を乾かす・水分代謝がうまくいかずに生じた水の淀みの解消など。

【季節のフルーツ】

私は、毎朝、必ずフルーツを食べるようにしています。旬のものは、その季節の気候の影響から私たちを守ってくれる大切な力を持っています。また、薬膳の考えでは酸味と甘味が合わさると体の中で潤いを生み出すとされています。

年齢を重ねるごとに体内の水分量は減っていき、美容面のトラブルや更年期症状が出やすくなります。アンチエイジングのためにも、甘酸っぱいフルーツを食べて身体に潤いを補うことを意識して下さい。

おわりに

新型コロナウイルス感染症の流行が深刻さを増してきた2020年3月、私は新しい命をこの世に送り出しました。40代での高齢出産です。妊娠初期から出産まで、その時々で自分に何が必要か、どのように養生していけばよいか、これまで培ってきた薬膳の知識が体調管理にとても役立ちました。そのおかげか、妊娠中はトラブルもなく安産でした。ただ、出産とはこんなに消耗することなのかと驚いています。

生まれてきた娘が一生懸命おっぱいを飲む姿は、小さいながらもとても力強く、初めての経験に不安を抱えていた私に大きな安心を与え、とても重要なことを教えてくれました。それは、愛すること、生きることです。

私が提案しているフレンチ薬膳は愛情をもっとも大切にしています。愛情は目に見えないけれど、料理に不可欠なもの。そして、愛情が与える影響や可能性は限りないものです。こうしたことを私は両親から教わりました。愛情はどんなに細い筋肉にも神経にも届いていくものです。家族や友人などの大切な人たち、そして自分自身にも向けていかなければなりません。

愛情や喜び、そして悲しみや怒りという感情。本書を通して語ってきた、身体をめぐる気・血・水。いずれも、自分自身から生み出され、全てはつながっているのです。

これまでに経験したことのないような事態に直面している今だからこそ、できうる限り、愛情や喜びで心と身体を満たし、気・血・水のめぐりを良くして、インナークレンジングを実践していただけましたら幸いです。それによって、ご自身や大切な方々の健康と美しさを支えていけることを心より願います。

出版を決めて下さったエイアンドエフの赤津孝夫会長、北本進さん、大変な作業をまとめて下さった編集の牛島暁美さん、つねに寄り添い的確なアドバイスを下さった編集コーディネーターの稲益智恵子さん、私らしさを表現してくれたヘア&メイクアップアーティストの東風上尚江さん、素敵なスタイリングをして下さったスタイリストの田中真由美さん、きれいに料理を撮影して下さったカメラマンの吉澤健太さん。そして、一緒に料理をしてくれたアシスタントの上口美代子さん、昕慶子さん、千綿吉栄さん、松尾晴美さん。フレンチ薬膳を支えて下さっているみなさま、いつも励ましてくれる友人や恩師、大切な家族。

たくさんの方々に支えられ、この一冊が完成しました。心より感謝申し上げます。

この本に込めた想いがより多くの方に届きますように。

2020年9月　フレンチ薬膳　坂井美穂

STAFF
写　真　吉澤健太
写　真（P90〜91）　坂井美穂
ヘア＆メイク　東風上尚江
スタイリング（料理）　田中真由美
編集・構成　牛島暁美／稲益智恵子
校　正　円水社

カバーデザイン・本文デザイン　清水真理子（TYPEFACE）

料理アシスタント
上口美代子
昕慶子
千綿吉栄
松尾晴美

参考文献
『先人に学ぶ　食品群別・効能別　どちらからも引ける 性味表大事典』
元気幸房代表　竹内 郁子 編・著（ブイツーソリューション）

坂井美穂

MIHO SAKAI

国際中医薬膳師　料理研究家

2006年日本からパリに拠点を移し、モデル活動をする。
現在は麻布十番でフレンチ薬膳を提案しながら、身体の内からあふれる美しさや健康を追求したさまざまなサービスを展開。料理教室やレストランとのコラボレーションイベント、コラムの執筆、レシピ提供、商品開発などに携わる。
また、薬膳の資格取得、フレンチ薬膳料理講師の育成や、テレビ出演をはじめとするメディア活動も精力的に行う。
著書『かんたんフレンチ薬膳』（主婦と生活社）『血めぐり薬膳』（エイアンドエフ）

https://www.french-yakuzen.com

美肌・ダイエット・胃腸活
“きれい”に効く
インナークレンジング食事術

2020年9月10日　初版発行

著　者　　坂井美穂
発行者　　赤津孝夫
発行所　　株式会社 エイアンドエフ
〒160-0022　東京都新宿区新宿6丁目27番地56号新宿スクエア
出版部　電話 03-4578-8885

営　業　　北本 進　仲野 進
印刷・製本　株式会社シナノパブリッシングプレス

A&FBOOKS
Information

Published by A&F Corporation
Printed in Japan ISBN978-4-909355-20-1 C0077